U0094625

|原水文化|

您的健康，原水把關

|原水文化|

您的健康，原水把關

|原水文化|

您的健康，原水把關

|原水文化|

您的健康，原水把關

肌筋膜酸痛治療專家傳授

鬆開10個關鍵點，解決難治性疼痛

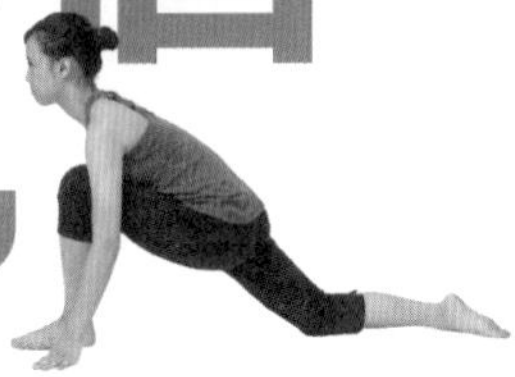

暢銷修訂版

歐首物理治療所院長
胡世銓／著

CONTENTS

Part 2 緩解酸痛的原則與共通方式

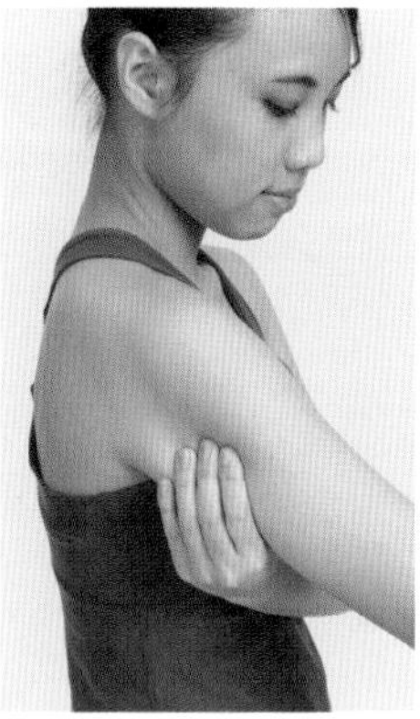

Part 3 頭與肩頸酸痛緩解 DIY

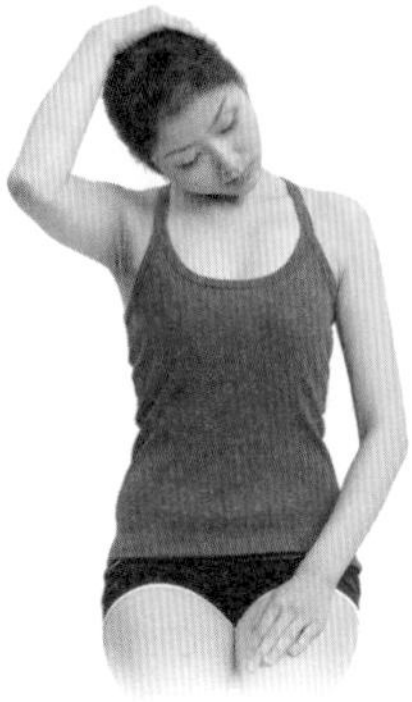

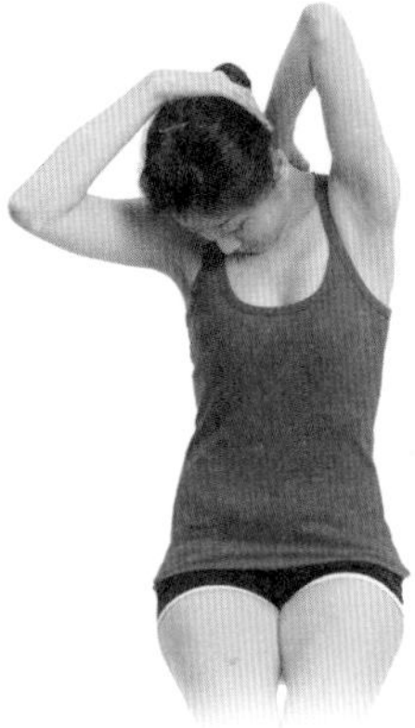

Part 4 上肢酸痛緩解 DIY

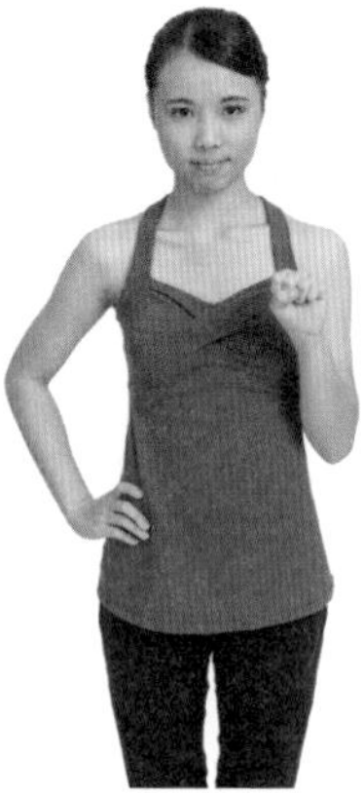

Part 5 腰酸背痛緩解 DIY

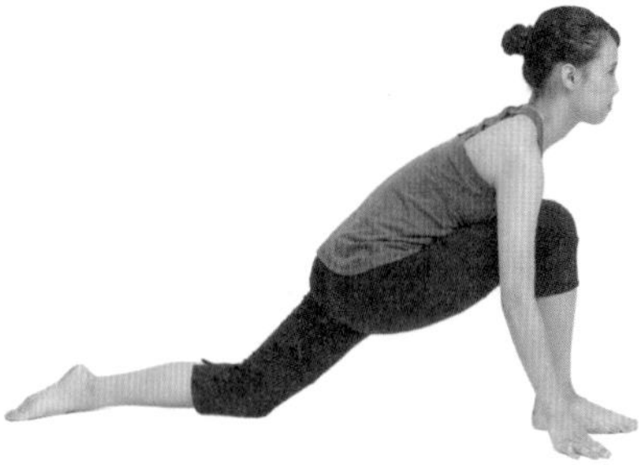

Part 6 下肢酸痛緩解 DIY

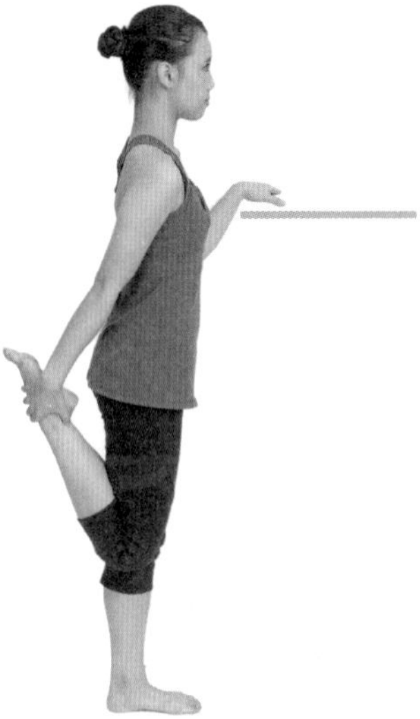

Part 7 日常飲食與保健

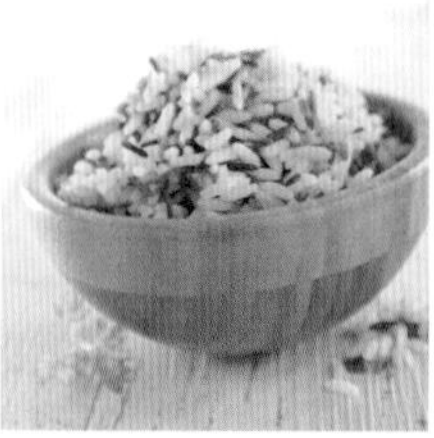

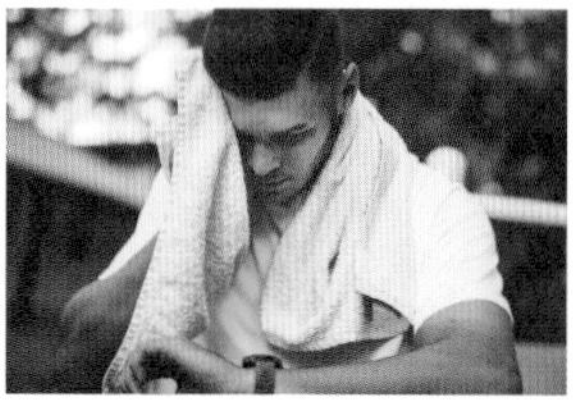

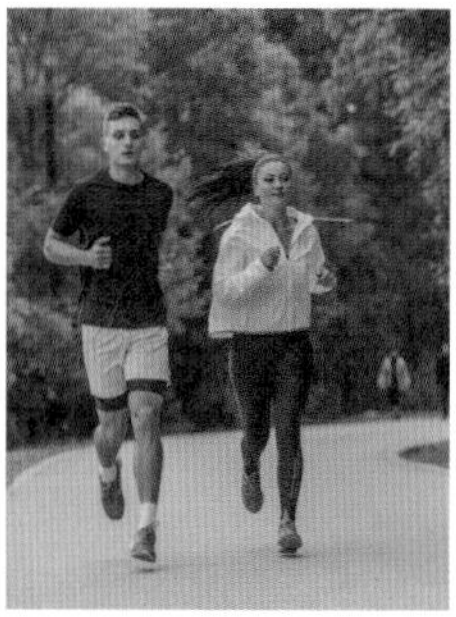

前言

肌筋膜治療法的誕生

過去當我在醫院復健科任職時，常常帶著中風患者到醫院外面進行復健步行訓練，當時有位醫療器材行的老闆常與我閒聊，偶爾向我請教一些西醫對酸痛的治療方法。幾次後，他表示認識一個在國術館裡的師父，非常擅於治療酸痛。我們每次碰面，他都會跟我提一下這個人，前後持續約半年多。

有一次，他提到自己的小腿長短一樣，但粗細卻有很明顯的差別。我說這可能是脊椎神經受壓迫，建議他去徹底檢查。但檢查結果出爐，並沒有發現異常，他問我該怎麼辦，我認為他必須借助復健運動，並推薦他去找某大醫院的復健科主任。那位醫生所開的運動處方是要他買一台腳踏車練習，並將足部綁住騎車，同時齒輪比最輕與最重的踩踏都必須訓練，如此小腿肌肉就會漸漸肥大、平均。

醫療器材行老闆於是買了腳踏車開始練習，但練了三天，就因為停紅綠燈一時失去平衡不慎跌到，導致手腕受傷。他問我，會怎麼治療手腕受傷的病人？我依據自己所受的專業訓練，告訴他可以用超音波、電療等，但他卻說：「照你們的方式可能要一個月，但我認識的國術館師父十秒鐘就幫我治好了！」我心裡十分不以為然，他接著說：「我跟你講這個人也講了九個月，好歹你也去了解一下啊！」我自己當時正飽受運動傷害之苦，肩胛骨區域有持續的痛點，雖然不至於影響手臂的功能，但一直有異樣、不舒服感，經他這麼一說，於是就抱著好奇心去看看。

循著地址一去，竟是個神壇，立刻聯想到很多假藉神明旨意行騙的案例，再加上那個國術館位於地下室，當下感覺真的很差。我硬著頭皮走進去，因而與溫昌輝老師有了第一次的接觸。

初次見溫老師，我連開口陳述病情都不必，他就直接替我把脈，然後按摩治療。沒想到這一次，竟讓我感覺疼痛好了大半。天啊！這真是太神奇了！我自己治療了好久都沒有成效，但在溫老師的按壓下，感覺卻有如此大的差別，這實在太令我訝異了！不過，剩下一點「微恙」的感覺，卻沒有再更好，經過三、四年，我自己對肌筋膜療法有更進一步的體會，加上另一同門學習的師兄協助，才完全治癒。

在這個過程中，我不斷有疑問產生。我問我自己，書念那麼多，實務工作經驗也已經有兩三年，除了自己想辦法治療外，同事、學長也協助治療我的肩胛痛，為何比不上一個國術館師父一次治療的效果？到底問題出在哪裡？如果人家的方法有用，是不是應該要深入研究？而我們自己哪裡出錯？為了找出解答，我跟隨溫老師學習三年，排除所有不必要的活動，每周與他固定碰面二至三次，時常跟著他四處跑，台中、西螺、頭份等地我也都跟去。

那段期間我發現，溫老師雖然有高超的技術，卻是「知其然，不知其所以然」。我曾經問他：「某某人的症狀為何是這樣處理？」沒想到老師竟回答我說：「這正是你們這些高材生要去研究啊！」

現在想想，其實溫老師並沒有接受過基礎醫學、解剖學、生理學、病理學等醫學訓練，因此他雖然知道該怎麼治療病人，卻不知其中的原理。

另類療法的師徒相傳制，多半沒有辦法完整解釋復原的機轉。當初我的運動傷害沒有完全被解決，表示治療有盲點。我的一位師兄跟溫老師學習了五年，之後自己開業，累積了許多經驗，又整合出不同的手法。我自己是復健系畢業的，我們彼此互相切磋交流，不斷討論精進。最後我的背痛終於完全康復，此時距離第一次讓溫老師治療，已經過了三年。

當時陸陸續續有一些理論出現，也有些書非常值得參考，例如2001年國外出版的《*Anatomy Trains*》、2003年台灣出版的翻譯書《肌膜激痛點與筋膜治療學手冊》等，它們解釋了有些痛是反射痛，也提出筋膜系統的概念，但沒有完整治療的方法，且這本書對一般讀者來說，深奧難懂；其他有些書也略有提到對酸痛的新見解，但比較瑣碎。

有一句話說：「整脊不整肌，根本不懂醫；整肌不整脊，不斷找名醫。」說明了中西醫治療酸痛時的盲點。意思是，若只調整骨架，不治療肌肉，是對醫學了解不夠透徹；但若骨架歪了，沒有檢查，只針對酸、緊、有痙攣情形的肌肉做處理，不僅效果不能持久，即使再次按壓治療仍然病痛一大堆，如此重複循環，勢必只能徘徊在各個名醫之間尋求診治，其實如果脊椎排列異常，絕對必須矯正歸位。

主流西醫過度強調脊椎神經受壓迫的病症，忽略有些肌肉彈性不好、延展性不夠、力量不夠，若不解決肌肉問題，酸痛無法根本解決。

傳統中醫認為有問題的肌肉一定是硬的，把它推開，氣血順了，問題就解決了。但肌肉柔軟就正常嗎？如小兒痲痺、五十肩的病患，肌肉都是軟軟的，延展性不夠，也不能算是正常。沒考慮到肌肉的協調、力量、柔軟度，一樣無法根本解決問題。

兩個領域各自有各自的想法，不能說是錯誤，他們看到的部分都是對的，但如有其他部分加進來，相信整個治療效果會更完整，更有系統。於是我從經驗中不斷累積，篩選出有價值的部分，前後經過十年，終於集自己的大成，訂立出一套酸痛治療方法。我定義它為——肌筋膜治療法，並在 2012 年 5 月出版了《神奇的肌筋膜酸痛自療法》一書。

肌筋膜治療法有其順序和系統，且講究肌筋膜彼此互相影響的關係。如肩頸酸痛，可能跟下肢肌肉有關；落枕要緩解，有時必須按摩二頭肌。順序上，不正常的脊椎骨骼位置一定要先矯正，脊椎正常了，再根據疼痛處調整。先醫治靜態時不會痛，但一轉一動就會痛的問題；或某個特定動作會痛，如後仰時某個角度疼痛的問題。不同狀態下，治療方式不同，先解決某種狀態下的痛，再解決久站或久坐等維持一個姿勢一段時間後產生的痛，最後再解決隨時隨地都會痛的部位。

這些異於他人對酸痛按摩部位的看法，原理其實一點都不複雜。人體的力學結構本身就是有系統、有邏輯性的，肌筋膜治療法是呼應人體系統，徹底找出酸痛的根源，因此效果良好。

而鑽研肌筋膜治療法十多年，隨著臨床經驗增加，不斷思考更有效的治療方式，用以縮短患者的治療或復健時間，這兩年我更確定了人體某些關鍵部位的肌肉，與所有酸痛息息相關，並找出共同緩解原則，這讓我在之前的經驗與理論基礎下，找到更好的治療方式，加速肌筋膜療法的成效，可謂肌筋膜治療法再升級。

我的治療觀念與理論跟以前一樣，但執行上變得輕鬆很多，也就是說以前要將一塊過於緊繃而引起酸痛的肌肉放鬆，必須花很多時間跟精力，現在只要在關鍵的幾個地方先按一按，再去處理患部，它們就可以很快放鬆。因此重整過去經驗及心得，出版這本《鬆開10個關鍵點，解決難治性疼痛》，讓廣大讀者也可運用書中原理，用更簡單有效的方式在家自我緩解，或幫他人緩解疼痛。

Part 1

了解酸痛

為什麼會酸痛？

酸痛究竟是什麼？相信很多人都無法明確地表達出來，「酸中帶痛」、「痛中帶酸」、「酸麻」、「痛麻」或「刺痛」等形容詞，常被大家拿來形容酸痛的不適感。根據目前國際疼痛研究協會（The International Association for Study of Pain）對「酸痛」下的定義：

酸痛是一種不愉快的感覺或是情緒上的經驗，可能與組織確實造成的傷害或是潛在造成的傷害有關。（Unpleasant sensory and emotional experience associated with actual or potential tissue damage.）

也就是說，酸痛不一定是物理上的狀態，也有可能是化學上的。在生理、心理以及經驗、感覺交錯下，酸痛變成一種「人人都有，卻很難明確說明」的病症。

酸痛的成因

我們可以從造成酸痛的原因，來了解自己的酸痛是屬於哪一種。造成酸痛的原因大概可分成五種：

1. **由神經系統引起：**疾病成因可歸類為神經內科及神經外科兩類。
2. **由循環引起：**可區分為心臟內科及心臟外科兩類。
3. **組織本身的傷害引起：**比方說我們的胃破了一個洞（俗稱「胃穿孔」），胃就會痛，肌肉也是一樣，當被撞到或是擠壓受傷，自然會產生疼痛；抑或是肌肉本身雖然沒受傷，但為了保護身體而進行的收縮，也會引起疼痛。

4. **缺氧性疼痛：**這是屬於比較少見的疼痛來源。
5. **幻肢痛：**目前醫學尚無法解釋其原因，例如糖尿病患者進行截肢手術，一個月後卻覺得被截肢的腳趾頭感到疼痛，但事實上那個部位已經不存在了。

因此，探討酸痛，著重的多是神經、循環與組織本身的疼痛。有時病患能明確指出酸痛發生的人、事、時、地、物等過程，例如：搬東西閃到腰、騎車摔倒造成某個支撐部位過度用力等，方便醫生判斷及診治。但很多時候，患者並沒有特別發生意外事件，但因為肌肉在不知不覺中做了保護，產生僵硬痙攣，因而造成了不明原因的酸痛。

對於原因明確的傷害，若能給予適當及正確的治療，通常可以很快恢復；但若是沒有得到正確治療，日久也可能變成常態性的酸痛。這種不明原因的酸痛則是困擾患者的頑劣痼疾，經過多年都無法痊癒，病患也漸漸以「習慣了」的藉口來逃避。

不明原因的酸痛，目前醫學界普遍認為是過度使用、姿勢不良、壓力、退化、體質等因素造成的。

1. **過度使用：**例如運動過度，產生高爾夫球肘、網球肘；或者長時間使用滑鼠，產生腕隧道症。
2. **姿勢不良：**西醫會特別強調姿勢的端正與重要，如打電腦時，頭不要前傾，手肘最好有地方支撐等；看電視時，不要躺在沙發上歪著看；走路時，抬頭挺胸；甚至當你站立時，怎樣才是正確的體態，西醫也多所著墨。事實上一般來說，烏龜頭、骨盆前傾等，當然都是異常的，代表身體絕對有部位出了問題。一般人對正確姿勢有迷思，以為站立時背應該很挺直，坐著時腰要拉直等，其實並不對，天天這樣，反而會讓肌肉過度使用。

3. **壓力：**現代社會壓力大，長期造成肌肉緊繃，也是不明酸痛的最大主因，因此才有醫師在束手無策的情況下，建議病人去看身心科。
4. **退化：**指的是在正常使用下，本來沒有特殊症狀，但隨著年紀、時間等關係，出現某些症狀，且越來越明顯。
5. **體質：**體質是無法完整解釋的一項個人的因素，如走同樣多的路，右腳膝蓋會痛，但左腳卻不痛，有些人將其歸因於體質使然。又例如一群人一樣走路、一樣爬山，有些人不會因此膝蓋退化，但有些人卻會，因而認為是人與人之間體質的個別差異性。事實上，這大多是因為骨架排列異常，或是肌肉功能不良所造成的。

酸痛的來源：神經、血管及肌肉

當酸痛發生時，到底是神經痛還是肌肉痛？醫學界有很多派說法，但大致可分為三大派。

1. 疼痛來自於神經

這派的學者認為，引起神經痛的原因，脊椎占很大一部分，所以治療方法是調整脊椎，也就是俗稱的整脊，甚至做神經刺激術，盡可能去伸展神經。

這派的主要論點認為，不同脊椎神經的壓迫會引起不同區域的痛，例如，大拇指不舒服，是第六頸椎神經根所影響；大腳趾不舒服，是第五腰椎神經或第一薦椎神經壓迫引起等，彼此有對應關係。

2. 疼痛來自於血管

這派學者認為血管決定一切，因循環不良引起血管滯塞，所以造成疼痛。然而對這派學說的質疑是，有些局部而簡單的肌肉所造成的痛（如運動後酸痛），該如何區分呢？睡覺時手會麻，是來自於神經、還是血液循環不良？至於腕隧道症候群，有的是肌肉本身直接造成區域性疼痛，並非皆來自於神經或是血液循環問題。

我常強調，一般人能分辨出酸、抽、麻、痛是來自於神經、血管或肌肉本身嗎？比如頭痛，很多是抽痛，我們無法區分究竟它是神經的痛、血管的痛，還是所謂缺氧的痛？由於無法分辨，就無法知道原因，當然也就不知道怎麼治療。

3. 酸痛是肌肉造成的

對現代人來說，肌肉引起的酸痛比例越來越高，肌筋膜治療法提供對策解決此類酸痛，有很高的良率，也可以間接改善血液循環不良引起的問題。所以本書針對各種酸痛的肌肉問題，提供讀者自我檢查評估與自我緩解的方法。

酸痛是一種惡性循環

基本上酸痛是一種惡性循環，當你疼痛時，肌肉就會收縮，造成局部血液循環不良，自我修復能力就變差，傷害就不易解決，因此俗話說：「通則不痛，痛則不通。」不論中、西醫，或是民俗療法（經絡、穴道治療除外），都是圍繞在這個循環，試圖打破循環，藉以達到治療的效果。若吃藥可以緩解疼痛，打破循環，可能酸痛就會好了。局部注射原理亦然，讓肌肉張力恢復正常，組織恢復自我修復，就有機會痊癒。其他包括熱敷、伸展運動，道理也都相同。所以治療酸痛時，最重要的就是打破這個惡性循環的機轉。

酸痛的惡性循環

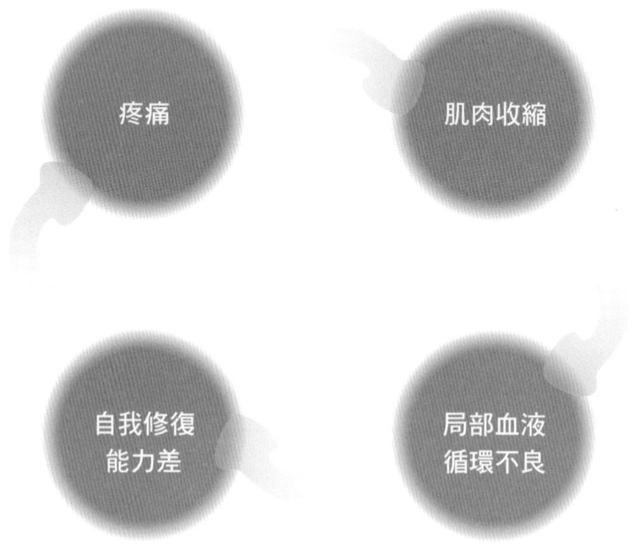

酸痛為什麼好不了？

人能不能區分酸、痛、刺、麻等感覺從何而來？一般人午睡起來，如果感到手麻，並不會擔心，因為從過去經驗得知不久之後就會恢復正常；但若是手麻恢復過程之中的任何一種酸麻感覺，有一天竟然發生在不同部位，例如是在大腿後側，便會開始擔心：「這是什麼狀況？異常嗎？是不是脊椎壓迫？」事實上，人無法分辨痛是來自神經、還是很單純的局部血液循環，或是缺氧時肌肉攣縮所造成。

人的感覺是根據現在收到什麼樣的訊號，加上過去到現在以來的經驗累積，而去判斷不舒服的感覺，卻無法真正區分不舒服來自於哪裡。

主流醫學對酸痛的解讀著重在神經傷害與壓迫，尤其是下肢部分。只要有人不舒服，大多數就認為是神經壓迫，例如是睡覺時長時間壓迫神經造成肌肉麻痺，而只要有壓迫就須做牽引，卻較少去比較或區分是否為肌肉本身患有肌筋膜炎症候群。

肌肉問題造成的酸痛經常被忽略

但是，很多酸痛原因，並不是脊椎神經問題。例如，一個人的鎖骨區域有不適症狀，大部分醫生會解釋是因為椎間盤或斜角肌擠壓到神經。但也可能是肌肉本身有問題，而非神經，此時再怎麼做牽引拉骨都沒有用，而是要讓肌肉進行某個特殊動作或角度才能將其伸展，也才會消除根源。

如手臂會麻的問題，與血管神經通過胸口的胸小肌有關，晚上睡覺時健康的肌肉會處於放鬆休息狀態，但不正常的肌肉不會休息，而是繼續緊縮著，除非醒過來時給它動作口令，不然它會繼續緊縮，當睡到一個程度，擠壓到血管與神經，就會覺得麻，導致病人麻醒或痛醒。這種情形十分常見，包括某些腕隧道症候群的病人，如果沒有區分清楚就平白無故挨一刀，並無法根治。

再以手部麻為例，手部的麻可能來自腕隧道症候群、肌筋膜發炎、胸小肌壓迫導致血液循環不良或者胸小肌壓迫臂神經叢、肩頸區域的肌肉造成血管或神經問題，也有可能是脊椎本身影響到神經，這些都要透過仔細的理學檢查，或是更精確的影像、肌電圖等分析，才能知道究竟原因何在。所以評估跟檢查重點應在於確切找出造成疼痛的原因是什麼，再對症治療。

肌筋膜是什麼？

人體的皮膚有三層，由最外層開始到最內層分別是表皮組織、真皮組織、皮下組織，再來才是肌筋膜與肌肉等。肌筋膜隔絕肌肉與皮下組織，也就是位於肌肉與皮下組織之間。

電話線裡有紅色、黃色、藍色各種不同顏色的線，而肌肉結構就像電話線一樣，每一條線都有肌筋膜包住，是一種絕緣體，就像電話線不會因為這個線路在通電、通話而影響到旁邊的電話線路，所以當神經下達一個命令，只會影響這條神經所控制的肌肉，旁邊其他的肌肉則不會受到影響。

皮膚構造圖

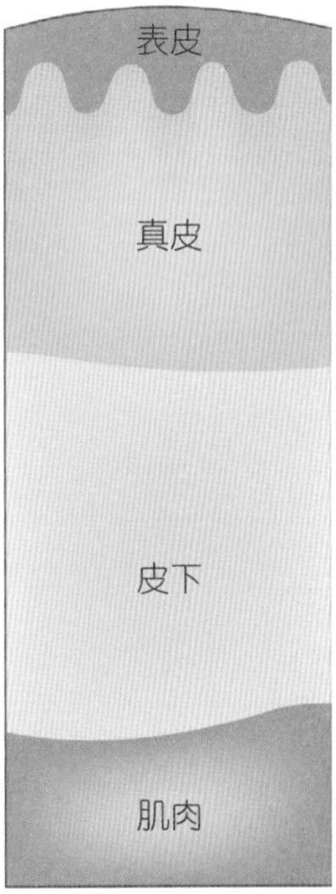

人體神經控制肌肉的數量因部位而異，例如，控制快速移動以及精準對焦的視神經最精細，約只負責不到十條的肌纖維；而背部神經，因為不需太多細微動作，一條神經約可控制數百條肌纖維。

神經約連接到肌纖維表面三分之一的地方，藉由電位差及離子作用，控制肌肉的用力或放鬆；肌筋膜在肌肉最外面，神經會穿過肌筋膜控制肌肉，像樹根盤根錯節。神經的電位釋放不會走遍全身，也是會被結締組織攔截，結締組織也是一種薄膜，控制神經傳導範圍。

肌筋膜就是類似豬心外面包裹的那一層膜，很多內臟都有膜；它的作用就好比船上的船艙一定會設計專屬閘門，與其他空間隔開，以防止萬一進水時水淹到每一個船艙裡。

肌筋膜把分開的肌肉串連起來

肌筋膜治療法自 2001 年發展至今不過十餘年時間，但已在身體肌肉功能及運作原理上提供了一種革命性的觀念，那就是肌肉的活動是以肌筋膜串連的方式進行。肌筋膜治療法不是從每一條肌肉單獨去評估，而是從一個一個的肌筋膜系統去追查酸痛的真正原因。

肌筋膜治療法的基本觀念是，人體肌肉的特性是只能以拉而不能以推的方式進行活動，就如同橡皮筋一樣有拉力，透過「拉」來完成許多動作。例如，當我們想做手掌碰對側肩膀這個動作時，是藉由某一條肌肉在一側用力、而另一側的肌肉放鬆，才得以使這個動作完成；伸直動作亦然，也是某一條肌肉用力拉、配合另一側的肌肉延展才能完成。

但是，我們的身體有一些動作是比較複雜的，例如膝蓋碰額頭這個動作，應該有一條肌肉從膝蓋連接到額頭，經過用力一拉，兩個部位才會碰在一起。然而事實上，人體並沒有一條這麼長的肌肉可以從膝蓋到額頭，所以身體究竟怎麼完成這個動作？這可以用古代「驛站」的概念來說明清楚。「驛站」一詞源自於古代主要交通工具——馬，馬匹不能沒日沒夜地奔跑，所以漫長的旅途需要有中繼的休息站，提供人與馬匹的休息。如果是重要文件或命令的傳送，就需要靠人力與馬匹的接力，在驛站換馬或換人，才能在最短的時間內將訊息傳送到對方手中，不可能同一匹馬同一個人馬不停蹄地達成任務。

我們的肌肉也是這樣的概念，它們像一條鏈子（chain）一樣，一環扣著一環，把力量傳遞下去。但這條鏈子如何讓拉力可以一直傳遞下去呢？就是因為它們是以肌筋膜相連的；肌肉一塊一塊地分開，但肌筋膜使得它們相連，透過肌筋膜的串連，人體可以完成許多精細複雜的動作，而不需全身布滿長條肌肉。

如何找出引起疼痛的關鍵？

當某塊肌肉發生問題時，與它相連的肌筋膜系統我們都要考量，從中找出痠痛的根源。所以之所以在治療時有可能發生「頭痛醫腳，腳痛醫頭」的情況，原因就在於它們的肌筋膜是串連在一起的；藉由治療同一組肌筋膜系統的其他部位，就可以達到疼痛部位緩解的治療效果。

如果發現自己肌肉有問題，必須去找整個肌肉群最痛的點，或是異常僵硬處，把它解開。有的人膝蓋痛的起因是股四頭肌有問題，這種狀況下，有的人要處理腹直肌，有的人則要處理腳踝，因為它們都是屬於同一個筋膜系統，卻在不同的點引起同一組區域的疼痛。

肌筋膜群像一張網子一樣交織在一起，有些肌膜群內的肌肉是交集的，例如胸鎖乳突肌僵硬，有可能是正面的大腿有問題，也有可能是小腿側面有問題而引起的，故要根據症狀去分析。

肌筋膜治療法雖然有其複雜性，但是卻是有邏輯、有系統的。肌筋膜群的交織是可以理解的，因為人體肌肉結構天生就有完整的預防作用，就像不希望所有的雞蛋放在同一個籃子裡一樣，藉由交叉控管完成一件事，一旦有一部分受到傷害，其他部分可以替代，以避免造成無法解決的大問題。了解肌筋膜系統後，要有效治療痠痛，就不是什麼難事了。

而在肌筋膜系統中，上下肢各有五個部位，掌握了肌肉緊繃的關鍵，所以不管哪個部位發生痠痛，先把這十個部位的肌肉按鬆，最後再解決發生酸痛的肌肉，將更有效。

七大肌筋膜群

透過肌筋膜的連接，我們可以把身體肌肉的串聯分成各種不同的群組系統，約可分為七大系統：

1. 背部肌筋膜群
2. 正面淺層肌筋膜群
3. 正面深層肌筋膜群
4. 側面肌筋膜群（左右各一）
5. 旋轉肌筋膜群
6. 功能性肌筋膜群（交叉肌筋膜群）
7. 上肢肌筋膜群

以下將逐一介紹這七大系統，了解各個系統後，就能更深入了解造成肌肉酸痛的層層關係（註❶）。

註❶ 本節參考《*Myers TW. Anatomy Trains: Myofascial Meridians for Manual and Movement Therapists. 2nd ed.*》Churchill Livingstone; 2001.

背部肌筋膜群

- **路線**：從足底筋膜 → 額頭頂
- **相關肌肉**：❶ 足底筋膜 → ❷ 腓腸肌（小腿後側肌群）→ ❸ 膕旁肌（大腿後側肌群）→ ❹ 豎脊肌 → ❺ 頭頂肌肉。

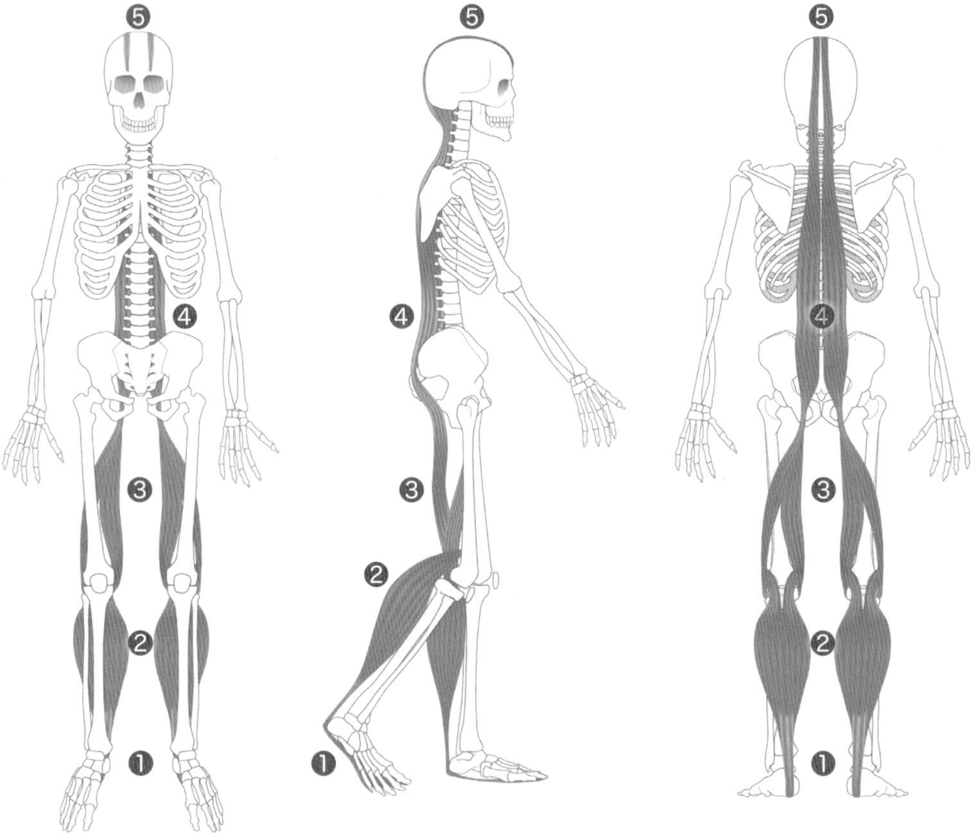

正面淺層肌筋膜群

- **路線**：腳背 → 耳後方
- **相關肌肉**：❶ 伸趾肌 → ❷ 脛前肌 → ❸ 股四頭肌 → ❹ 腹直肌 → ❺ 胸鎖乳突肌

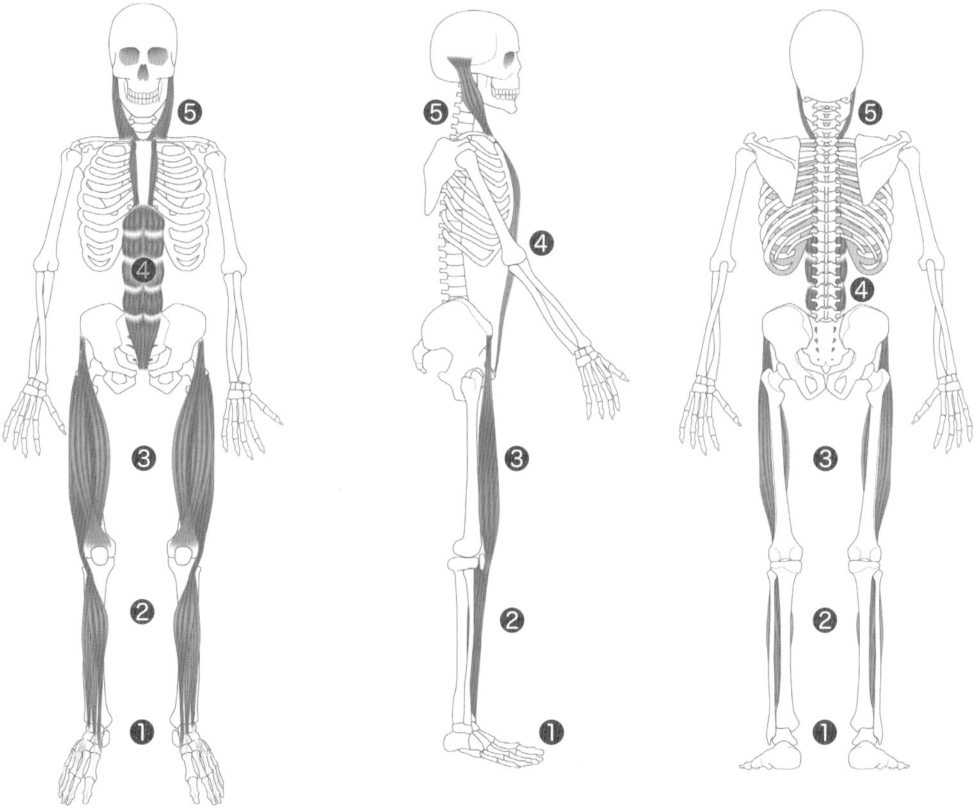

正面深層肌筋膜群

- 路線：足弓 → 小腿大腿內側 → 鼠蹊部 → 鎖骨凹窩 → 耳上
- 相關肌肉：❶ 屈趾肌 → ❷ 脛後肌 → ❸ 內收肌 → ❹ 髂腰肌 → ❺ 斜角肌 → ❻ 咀嚼肌 → ❼ 顳肌

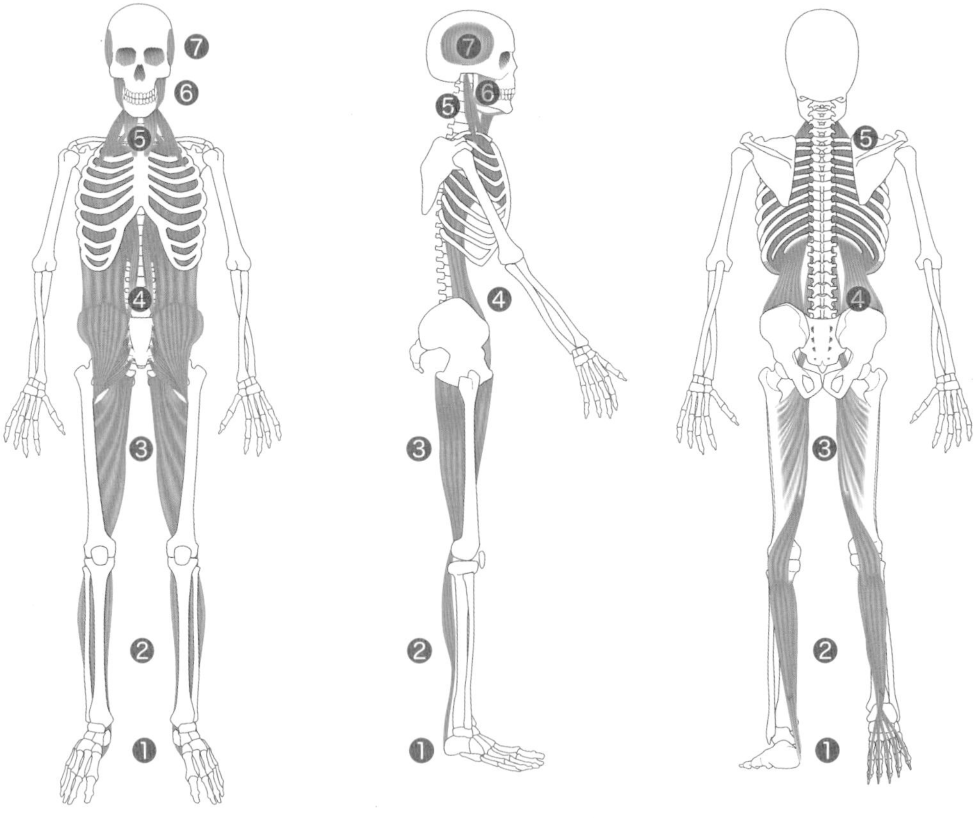

側面肌筋膜群（左右各一）

- **路線**：外踝 → 大腿外側 → 脇肋下 → 側面胸鎖乳突肌
- **相關肌肉**：❶ 腓骨長肌 → ❷ 闊筋膜張肌 → ❸ 臀中肌 → ❹ 前鋸肌 → ❺ 胸鎖乳突肌

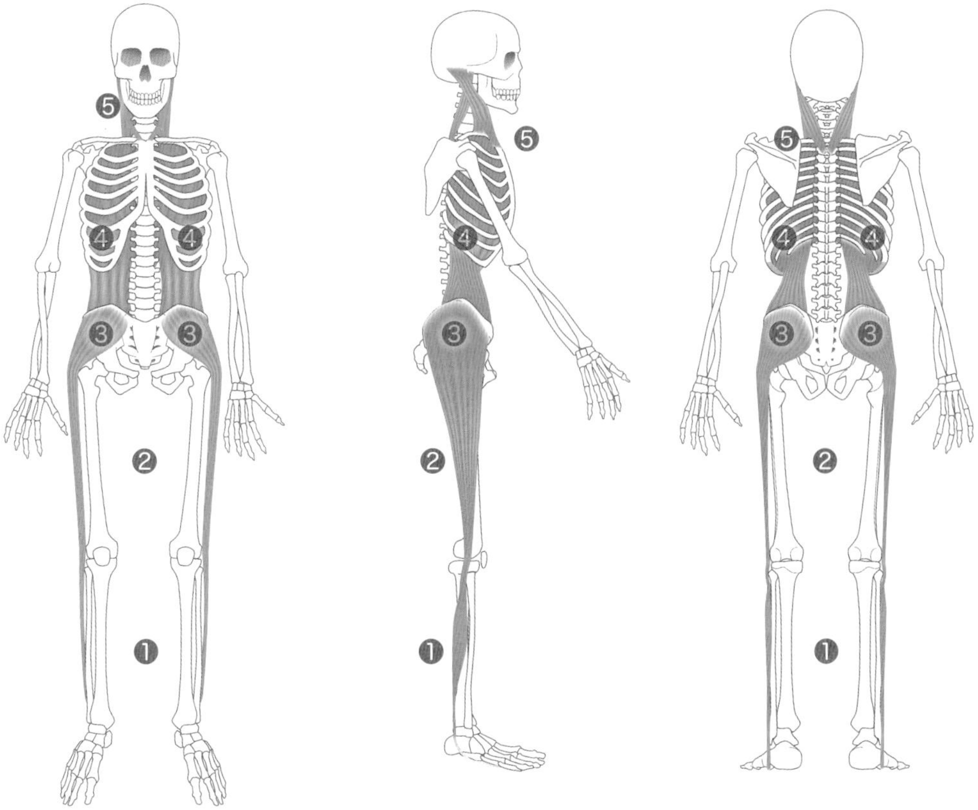

旋轉肌筋膜群

· 路線 & 相關肌肉：❶ 脛前肌＋ ❷ 腓骨長肌＋ ❸ 腓腸肌 → ❹ 膕旁肌＋ ❺ 闊筋膜張肌 → ❻ 豎脊肌＋ ❼ 腹斜肌 → ❽ 大小菱形肌＋ ❾ 頸後肌群

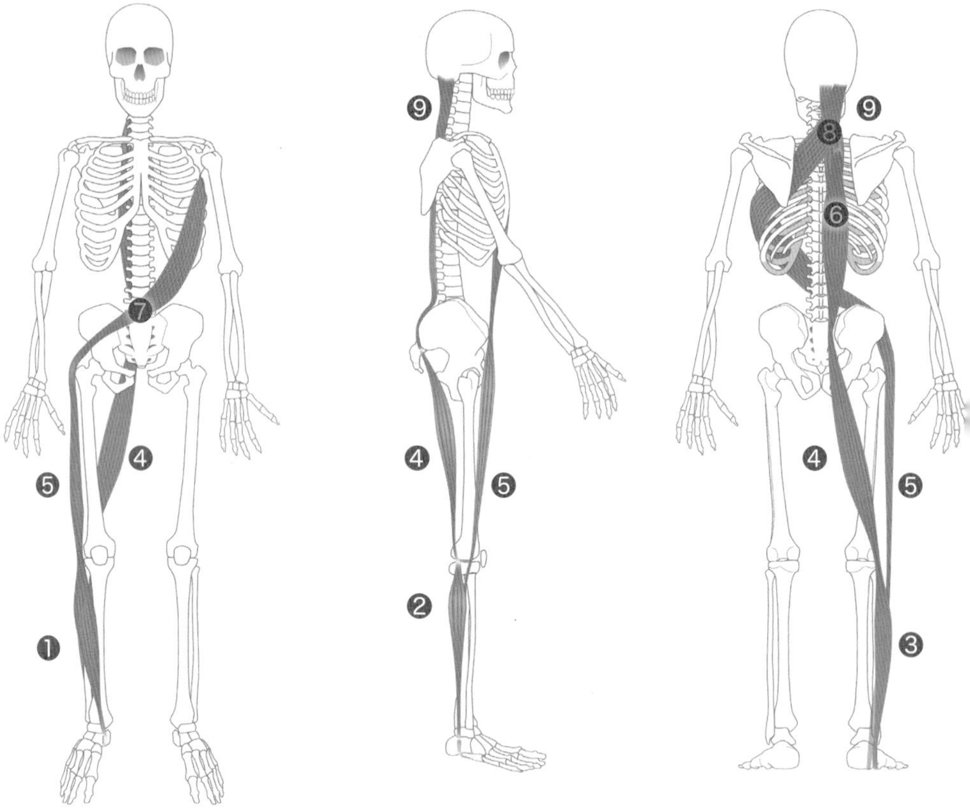

功能性肌筋膜群（交叉肌筋膜群）

・背面：❶ 左邊闊背肌 ⟷ ❷ 右邊臀大肌＋髂脛束
❸ 右邊闊背肌 ⟷ ❹ 左邊臀大肌＋髂脛束

・正面：❺ 胸大肌＋腹直肌 ⟷ ❻ 對側的內收肌

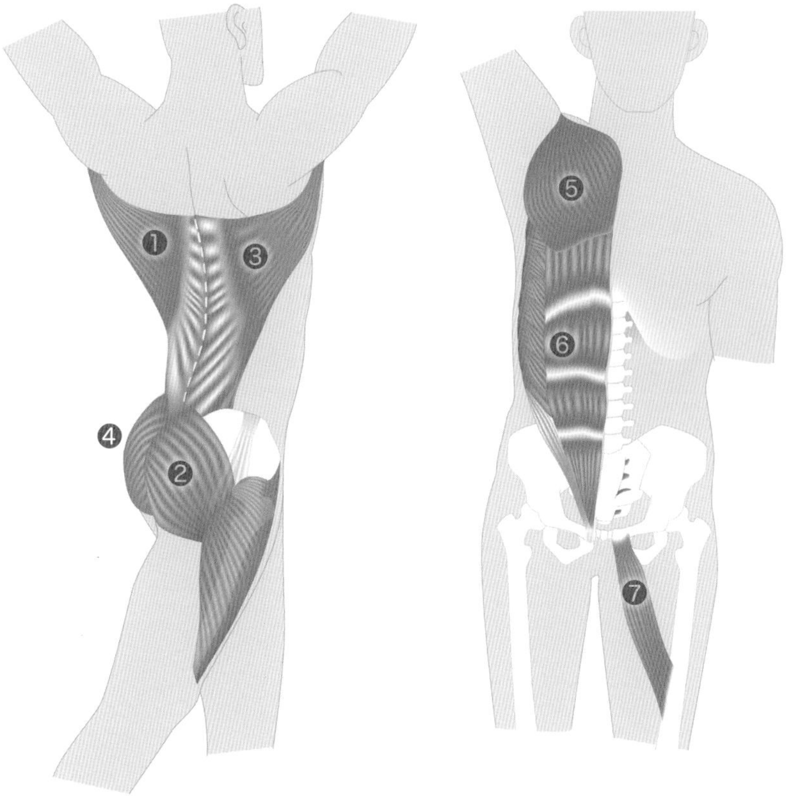

上肢肌筋膜群

· 正面深層：❶ 胸小肌＋ ❷ 上斜方肌 → ❸ 肱二頭肌 → ❹ 伸拇長肌

· 正面淺層：❺ 胸大肌 → ❻ 肱骨內側 → ❼ 屈指＋屈腕

正面深層

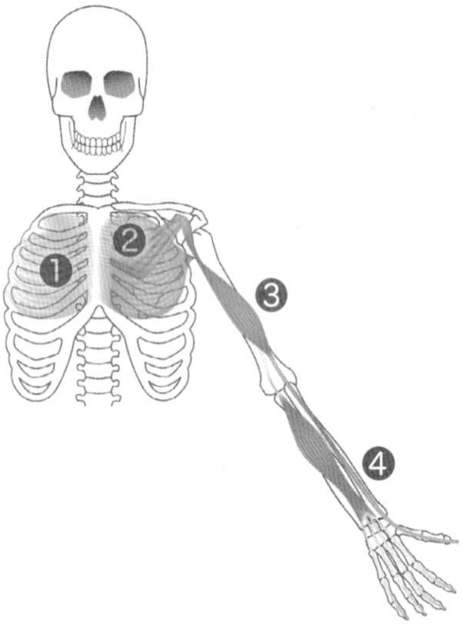

正面淺層

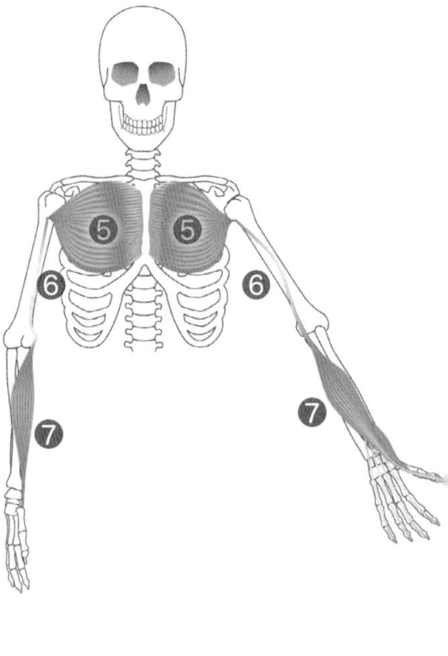

- 背面深層：❶ 提肩胛肌 → ❷ 旋轉肌群＋ ❸ 大小菱形肌 → ❹ 肱三頭肌 → ❺ 小指外側肌膜
- 背面淺層：❻ 上斜方肌 → ❼ 三角肌 → ❽ 伸指肌＋ ❾ 伸腕肌

背面深層

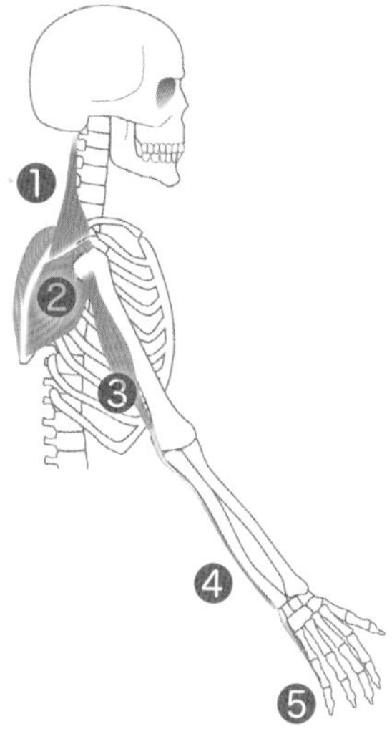

背面淺層

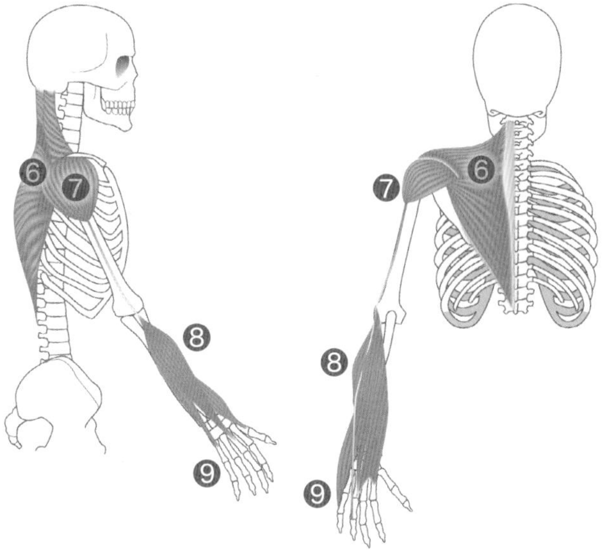

Part 2

緩解酸痛的原則與共通方式

簡易自我評估

了解肌肉與酸痛的關係

首先，我們應了解肌肉是如何運作，而使我們可以產生各種動作。肌肉的原理與橡皮筋一樣，當拉的時候，一定是兩邊都有壓力，當疼痛發生在上方時，一定有特定的壓力在下面。所以，緩解時，無症狀的肌肉另一端，也要一併考量。

我們的肌肉都是一對一對的（couples），有一個肌肉往上，就有另一個肌肉往下，有往左的肌肉，就有另一個往右的肌肉，同時肌肉只能拉、不能推，為了完成 360 度的方向，它一定都成雙成對出現。

所以當出現疼痛時，一定要考慮兩邊，也就是「收縮肌」與「拮抗肌」。「收縮肌」是產生動作的肌肉，「拮抗肌」是與它作用力相反的對側肌肉。但多數人治療時，往往只針對會痛的一邊，而忽略另一邊，所以總是治療不了酸痛。

本章提供的自我緩解方式，就是指出疼痛的真正相關肌肉，讓讀者自己找出來，畢竟自己按摩自己的感覺是最清楚的，然後施予以下自我緩解方法，相信疼痛很快就可以解除。

收縮肌與拮抗肌

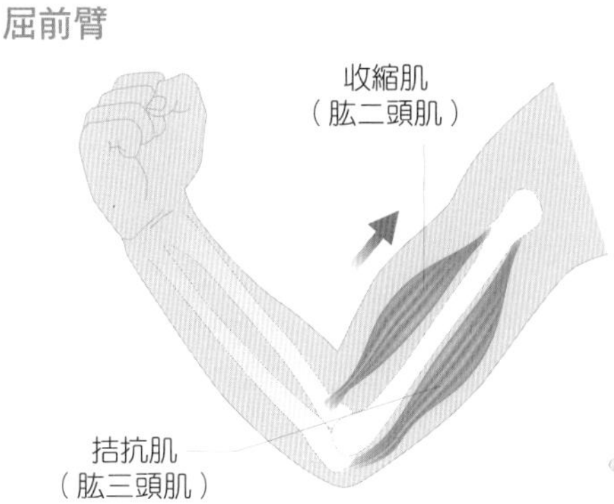

屈前臂
收縮肌
（肱二頭肌）
拮抗肌
（肱三頭肌）

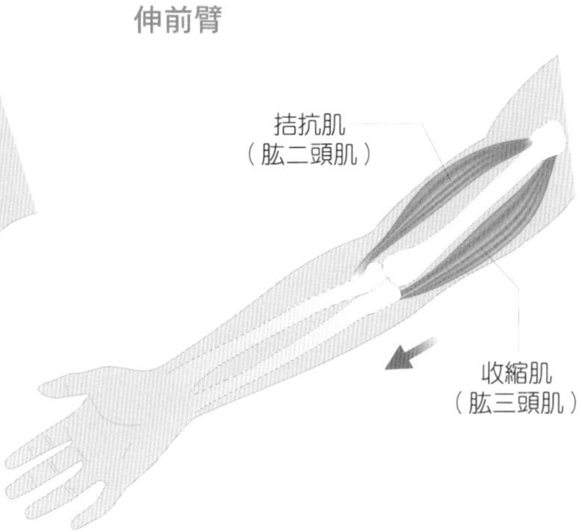

伸前臂
拮抗肌
（肱二頭肌）
收縮肌
（肱三頭肌）

自我緩解的第一步驟

當自我評估酸痛時，一定要先確定脊椎是否有異常。脊椎異常，骨架排列就有問題，絕對會造成疼痛。

要評估自己的骨架排列是否正常，請以雙手按壓頸部後側的大椎區域（下圖 1），以及腰部後側的髂後上棘（下圖 2）的骨頭較突出處，如果這兩個地方都沒有特定的痛點，即可判定骨架排列屬於正常。

確認骨架排列正常與否

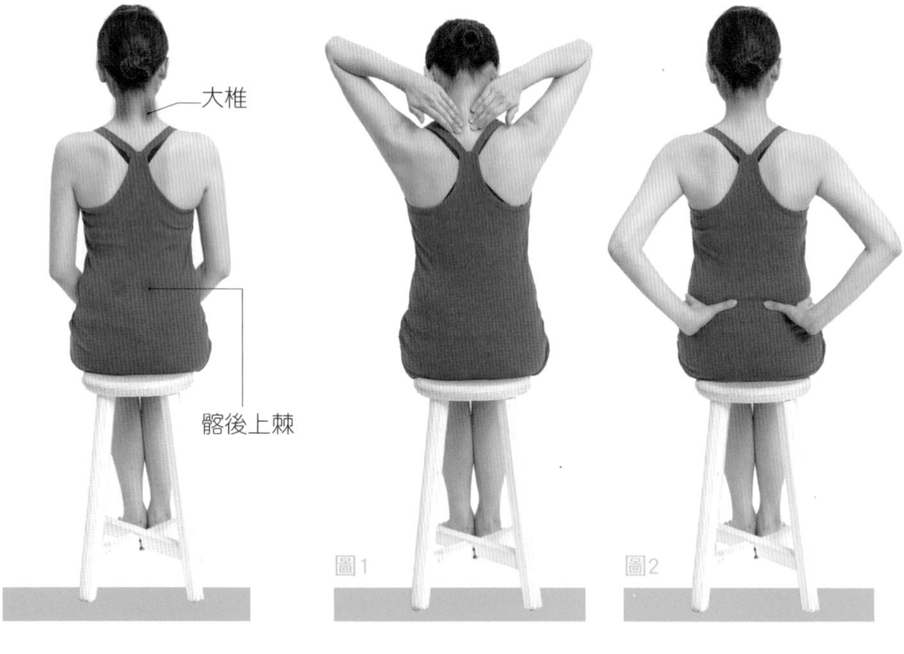

發現脊椎不正常，怎麼處理？

如果按壓頸部後側的大椎區域和腰部後側的髂後上棘的骨頭較突出處，有感到痛點，表示有脊椎不正的問題。此時就要先解決直接造成脊椎偏移的緊繃肌肉（可能沒有症狀），然後再來緩解平日覺得疼痛的肌肉。人體脊椎兩邊的肌肉如果不平衡，肌肉本身不一定會在日常生活作息中表現出酸痛，往往經由按捏才會發現原來那麼痛。因此，要先解除直接造成脊椎偏移的緊繃肌肉。

脊椎偏移不正的原因可能來自於上半身或下半身，而上半身的原因又可分為兩種，一是上胸椎，另一個是下背部的胸椎與腰椎。

若上胸椎兩側斜方肌張力不一樣時，也就是某一邊比較硬時，會造成胸椎第二椎旋轉，脊椎就偏移了。

根據肌筋膜系統，斜方肌與手臂的肌筋膜群（請參考 P.032~033 上肢肌筋膜群）相關，因此為了解決斜方肌肌肉的僵硬，讓斜方肌正常，就要治療手臂相關肌肉。這時候最好是兩邊手臂都治療，因為人體常常是某一邊肌肉緊三分、某一邊緊七分造成失衡，如果只治好七分的那一邊，三分那一邊還是緊的，還是會造成不平衡，使脊椎往另一邊偏。因此保險起見，兩邊一併治療是最好的方式。

同樣地，當下背部左右兩片的闊背肌肌肉張力不一樣，也就是某一邊比較硬時，就會造成脊椎偏移。闊背肌與腿部的肌筋膜群相關（請參考 P.031 功能性肌筋膜群），因此為了解決闊背肌肌肉的僵硬問題，就要治療腿部相關肌肉。跟手部一樣的道理，兩腿都治療是最好的方式。

上背部的酸痛（上背痛）如果經年都解決不了，大部分都是因為脊椎偏移的關係，因為如果只是單純上肢本身的肌肉出問題，只要緩解患部的肌筋膜，再加做伸展運動以及主動收縮運動就會復原。但很多人之所以總是不會好，或是只好七成，無法百分百完全復原，主要就是因為脊椎影響到的部分並沒有徹底解決。就像長期臥床的病人，容易產生褥瘡，是因為身體壓力造成，因此就算治療好傷口，身體壓力沒解決，褥瘡還是會反覆發生。

下半身引起的脊椎偏移也有兩種，一是骨盆前傾或後傾，其肌肉跟腿部筋膜群是一組（請參考 P.028~029 正面深層肌筋膜群與側面肌筋膜群），所以為了有效解決酸痛，反而要先處理小腿；另外一種是第五腰椎的偏移，這裡的肌肉也跟腿部肌筋膜群相關。而且除了腿部本身以外，有部分是由上半身造成，那就是頸部兩邊的斜角肌也會造成腰與下肢的肌肉僵硬（請參考 P.028 正面深層肌筋膜群），主要是因為第一胸椎、第二胸椎與肋骨偏移會導致斜角肌緊繃，進而讓大腿內側的肌肉緊繃，所以要先解決上半身的斜方肌，才能有效治療腰部與大腿的肌肉酸痛。

由上述可了解，上半身與下半身的肌肉會互相影響，也就是說，下半身會引起脊椎偏而導致上半身肌肉的不適；上半身的斜方肌僵硬也會導致腰跟下半身的不舒服。茲整理如右頁簡表，可看出更清楚的關係。

	脊椎不正常			
原因	**上半身**		**下半身**	
部位	上胸椎	下背部	腰部	骨盆
相關肌肉	斜方肌	闊背肌	斜方肌、髂脛束	髂腰肌
須先緩解部位	手臂	腿部	手臂、腿部	腿部

從表可看出，四肢肌肉跟脊椎正常排列與否有相當大的關係，長期姿勢不良引起肌肉的緊繃，進而使脊椎偏移，脊椎偏移又造成肌肉緊繃，如此互為因果、惡性循環，使酸痛難以治癒。

十個關鍵部位，有效緩解酸痛

一般人很難判斷脊椎正不正，以及是什麼原因造成脊椎偏移，但不管是上半身或下半身引起的脊椎不正，都與上肢與下肢的肌肉有極大關係，因此最佳自我緩解方式就是四肢都按摩。

根據肌筋膜系統以及臨床經驗來看，上肢與下肢各有五個部位與所有酸痛息息相關，他們也是自我調整脊椎偏移的重要部位。

在肌筋膜系統中，功能性肌筋膜群是最大片的肌筋膜群，背面從闊背肌交叉到臀大肌、髂徑束，正面從胸大肌、腹直肌到對側的內收肌。本書所強調的上肢與下肢的五部位，可以緩解這片肌筋膜群的緊繃僵硬，當功能性肌筋膜群的肌肉舒緩後，其他肌筋膜群的僵硬肌肉經過按壓、伸展與運動就可以很快獲得緩解，消除酸痛。

不同部位的疼痛，可用同一方法解決

運用上述原則，頭痛、肩頸酸痛雖然看似不同部位，卻都可以用同一種方法解決，因為其實都是某幾塊肌肉造成這些部位肌肉的緊繃，只是彼此之間緊繃的程度不一樣、交互作用不一樣、於是所造成的症狀也不一樣。也就是說，同一塊肌肉緊繃，有的人產生頭痛，有的人卻是肩膀感到不舒服，但緩解方法是一樣的，於是，我們可以找到共同原則，讓治療肌肉酸痛變得更簡單、更有效率。

這些共同原則就是上肢五個關鍵部位與下肢五個關鍵部位。**無論臨床治療或是在家自我緩解，這十個點都要按，最後再按疼痛的肌肉。**例如落枕，如果十個點各按壓一分鐘後，再按落枕疼痛處 5 至 10 分鐘，將會很快緩解疼痛；如果前面這些基本工程沒有做，直接按疼痛部位，效果通常不會太好，而且往往要花更多時間緩解症狀。

同一塊肌肉僵硬為何會出現各種不同症狀？其實可說是一種互為因果的關係，臨床上我們常遇到患者剛開始不舒服的地方是 A 點，幾天後卻換 B 點，一兩週後，B 點疼痛不見了又換 C 點痛；另一種狀況是某個部位總是隱隱作痛，不然就是當身體疲倦時，或是進行某個動作時，有一個地方總是特別疼痛。

第一種狀況其實是肌肉已出現問題，不過身體一直試著自行解決，它會借用別的肌肉以達平衡（代償）。而當身體解決不了，並且盡可能達到力學上的平衡時，只好讓某條肌肉超時、超量工作，因而固定某個部位持續疼痛，於是變成第二種狀況。

此外，每個人的容許值（compliance）不一樣，有的人只要脊椎偏一點就會引發肌肉疼痛，有人偏移角度很大卻沒有感覺（例如嚴重脊椎側彎的小朋友，平時都不覺得酸痛，反而是父母親非常擔憂）。於是，人體力學的自我保護與交互替代作用，加上個人容許值的不同，使得酸痛治療變得複雜與困難重重。

疼痛的部位最後按

因此，這十大關鍵部位可說為所有酸痛找到一種共同處理模式，它們既可以緩解七大肌筋膜，也可以解決因脊椎偏移造成的肌肉緊繃。在順序上，無論哪一個部位酸痛，都必須先按摩這十大關鍵部位，最後再處理患部；除非，酸痛的部位剛好就是這十大部位之一，那麼就先按摩其他九個部位，最後再處理會酸痛的第十個部位，也就是說，疼痛的地方，一定要擺在最後處理。同時，為了保險起見，左右兩側都要按，不能只按疼痛的那一側。

如果時間不夠，**十個部位也可簡化為兩個部位，那就是手部的三頭肌和腿部的臀大肌**，不過若只按這兩個部位數次之後，酸痛並未緩解，就必須完整地按摩所有十個部位。

十大關鍵部位肌肉＆按摩手法（上肢）

上肢① 手腕拇指側的旋前方肌 (1)、屈指肌 (2)

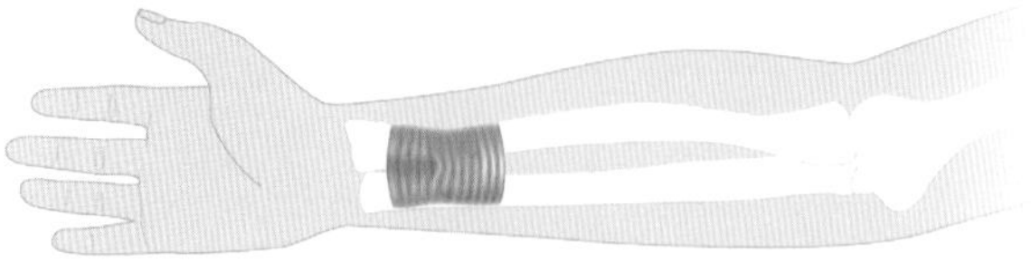

(1)

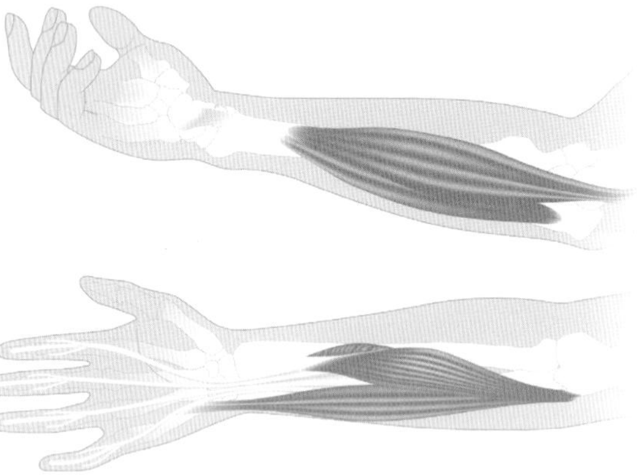

(2)

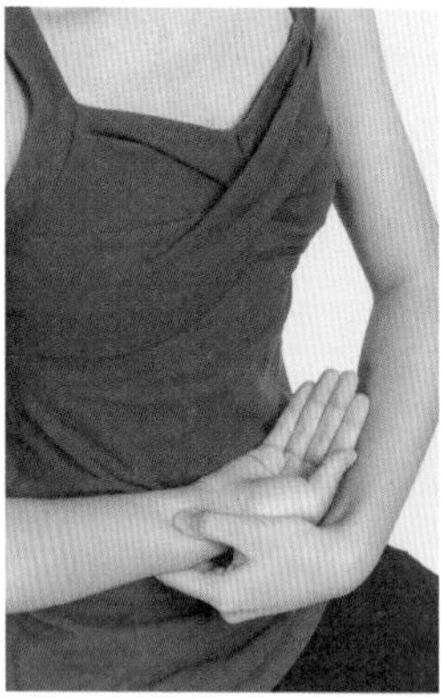

◀ 左手四指併攏、拇指張開，稍用點力按捏右手的旋前方肌。

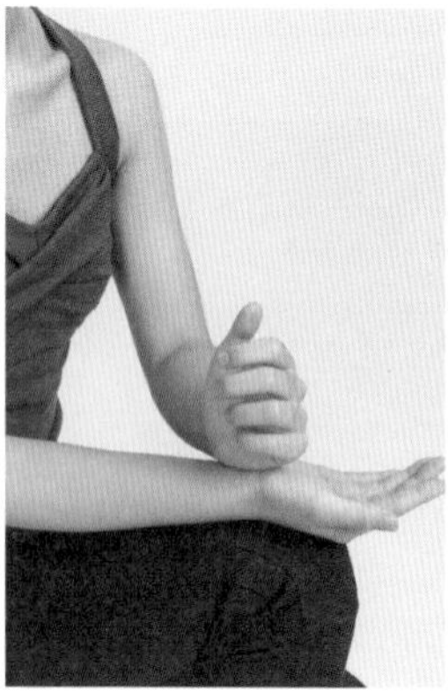

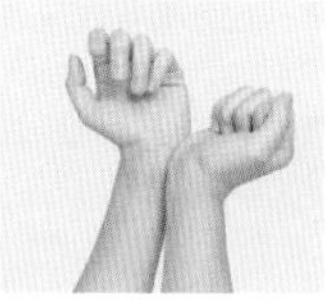

◀ 將右手放在膝蓋或穩固的平面上，以左手的手刀及手腕內側用力按壓屈指肌。

上肢② 手腕拇指側的屈拇長肌

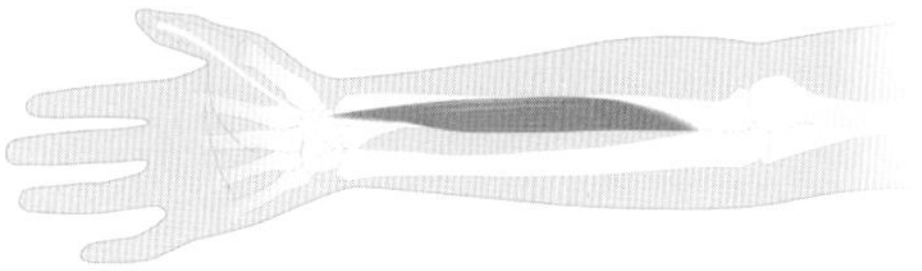

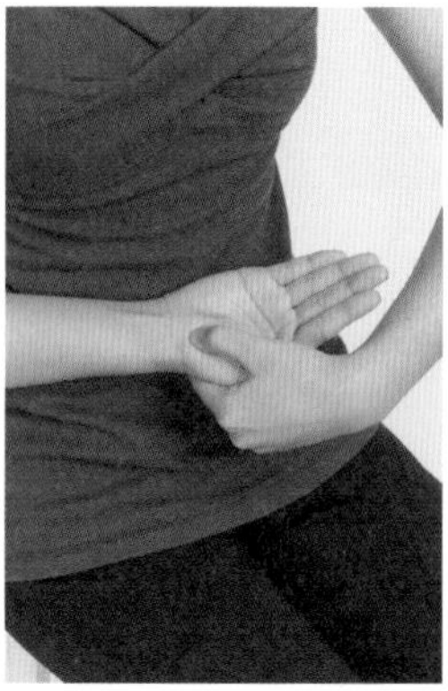

◀ 右手掌朝上靠近身體，左手四指併攏、拇指張開，用力按捏屈拇長肌。

上肢③ 手臂外側的旋後肌 (3) 與肱橈肌 (4)

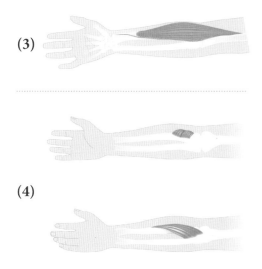

(3)

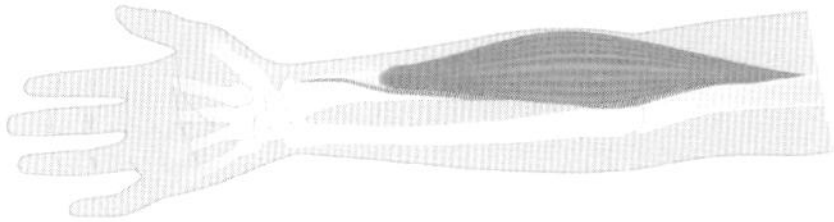

(4)

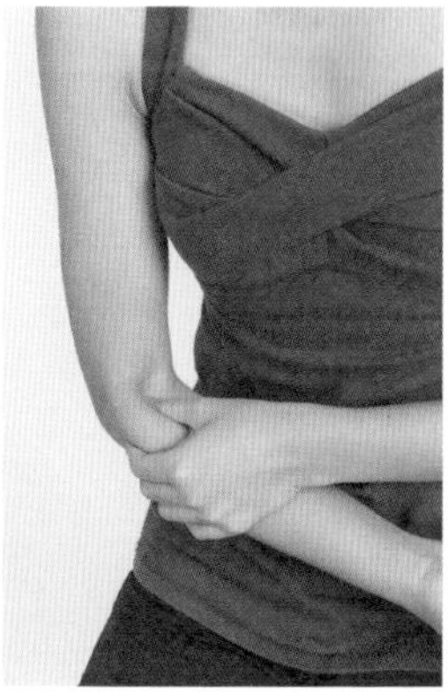

◀ 手心朝內靠近身體，另一手四指併攏、拇指張開，用力按捏旋後肌與肱撓肌。

上肢④ 上手臂前側的肱肌

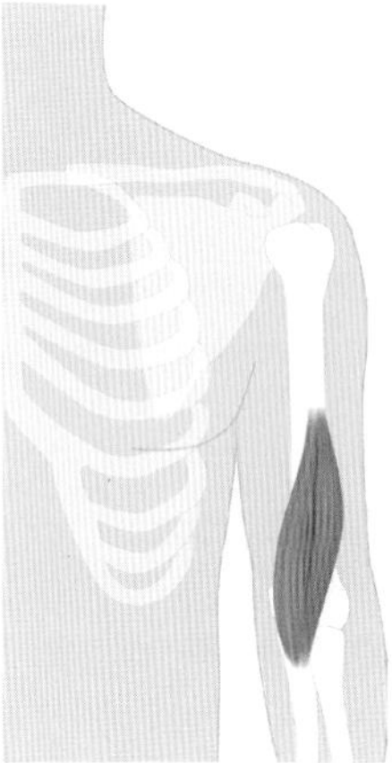

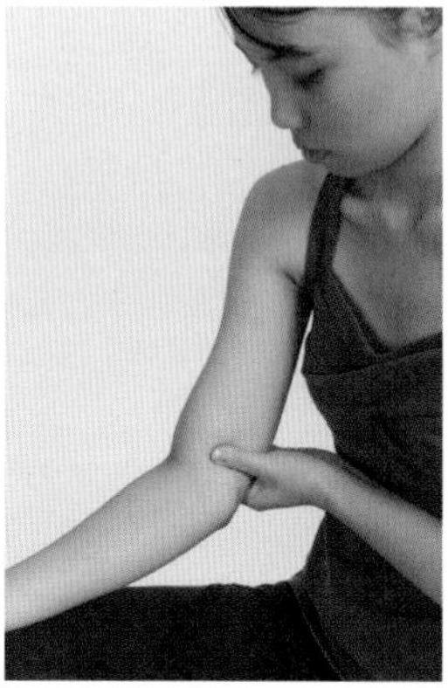

◀右手臂稍往前伸，左手四指併攏、拇指張開，用力按捏肱肌。

上肢⑤ 上手臂後側的三頭肌（長頭肌）

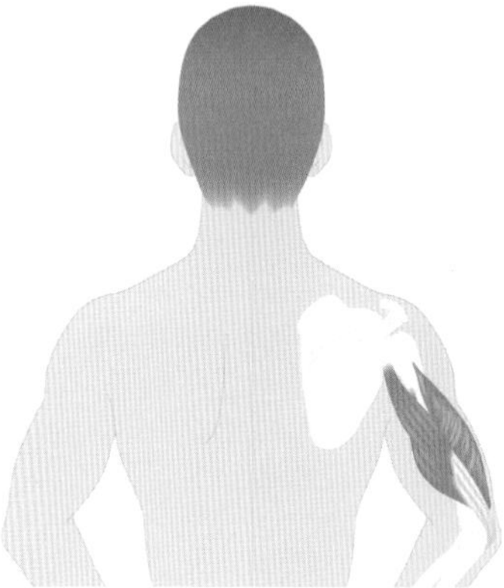

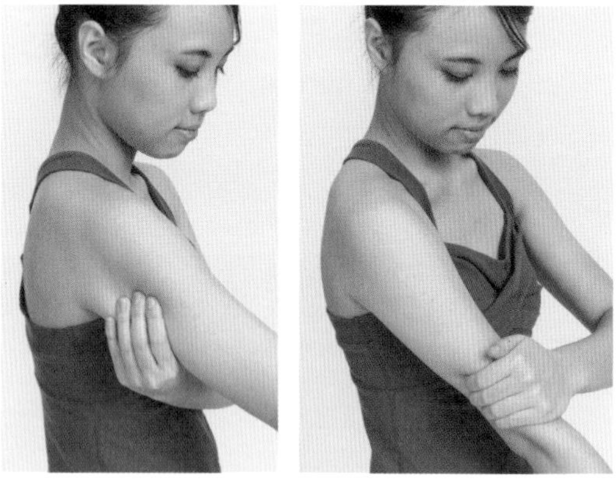

▲右手臂稍往前伸，左手四指併攏、拇指張開，虎口朝上用力按捏後側上方三頭肌。之後用同樣方法按捏後側下方三頭肌。

十大關鍵部位肌肉＆按摩手法（下肢）

下肢① 臀部外側的臀大肌（大轉子）

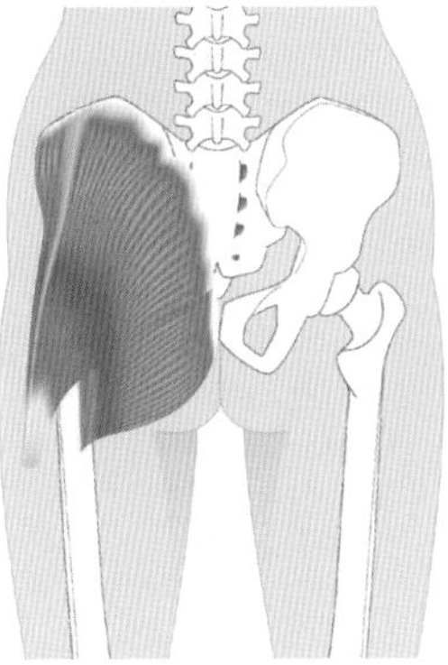

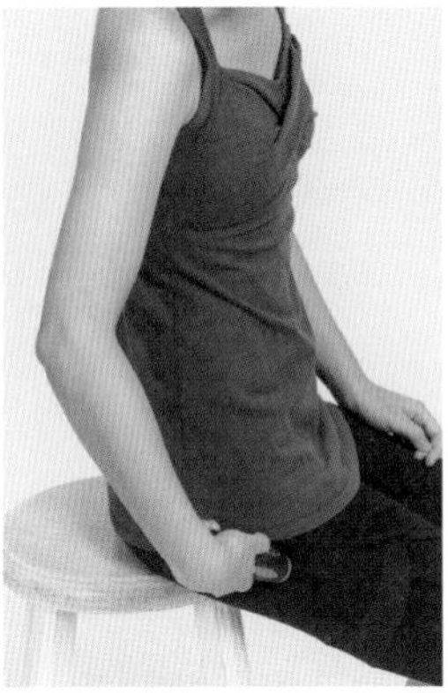

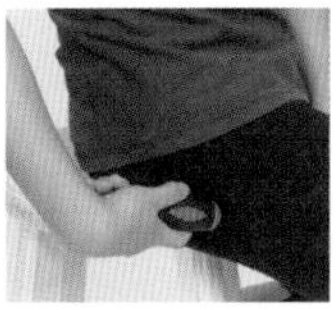

◀ 坐於堅硬椅子上，以圓鈍的柱狀物體按壓臀大肌。

下肢② 大腿膝關節內側的膕膀肌、半腱肌與半膜肌

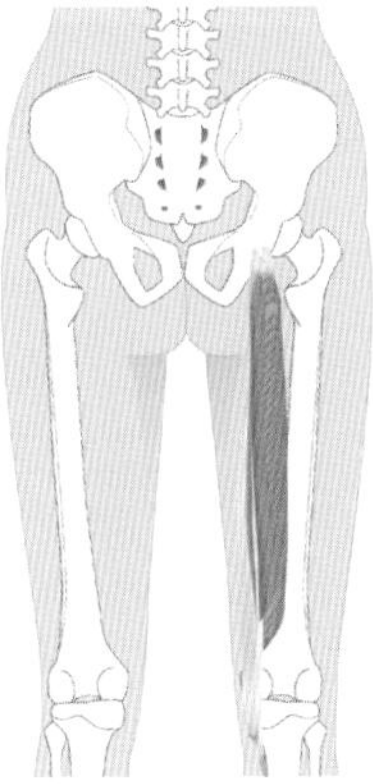

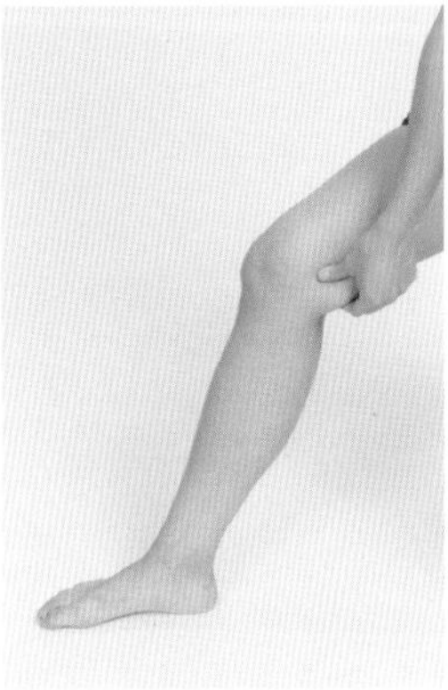

◀ 以拇指和併攏的四指，用力按捏。

下肢③ 膝蓋後側的腓腸肌

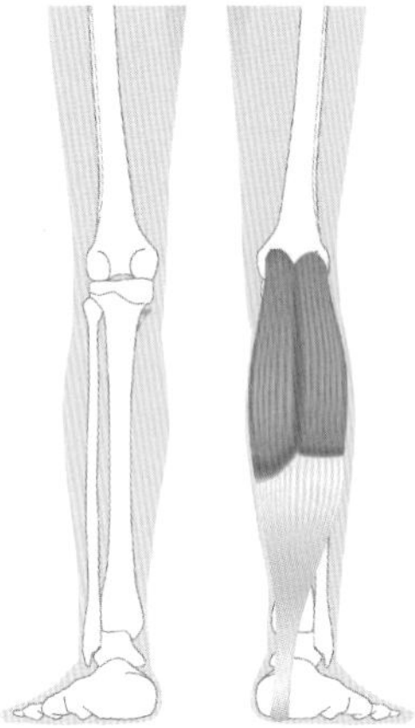

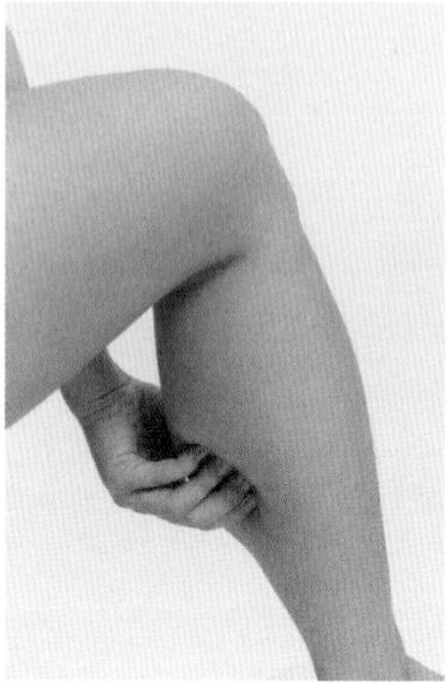

◀
以拇指和併攏的四指，用力按捏。四指可用力摳入腓腸肌中，以達到較好的效果。

下肢④ 小腿前側的脛前肌

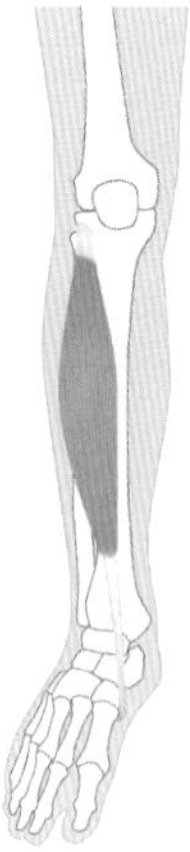

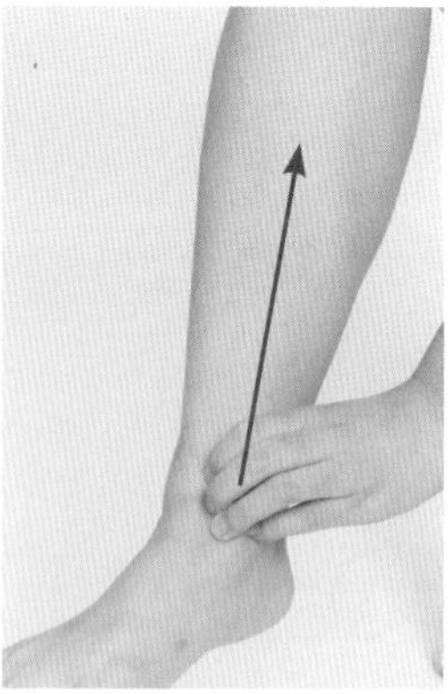

◀
以併攏的四指，逐漸從下往上用力按捏。

下肢⑤ 鼠蹊部的髂腰肌與股直肌

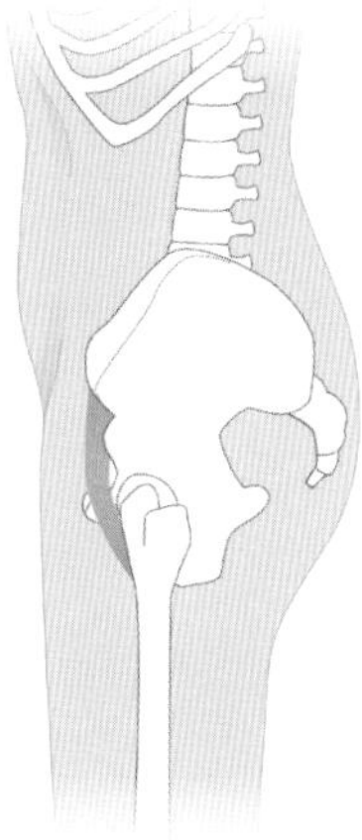

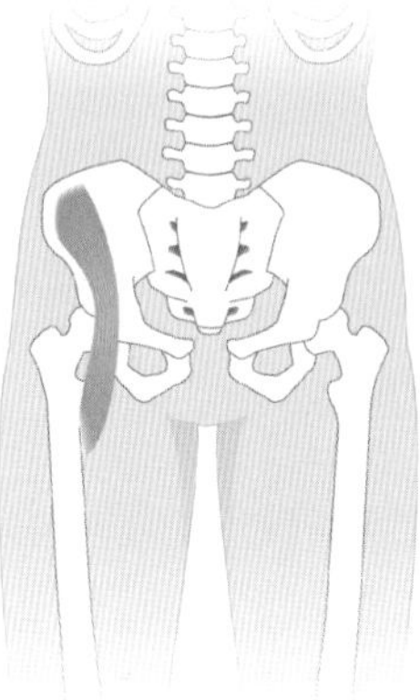

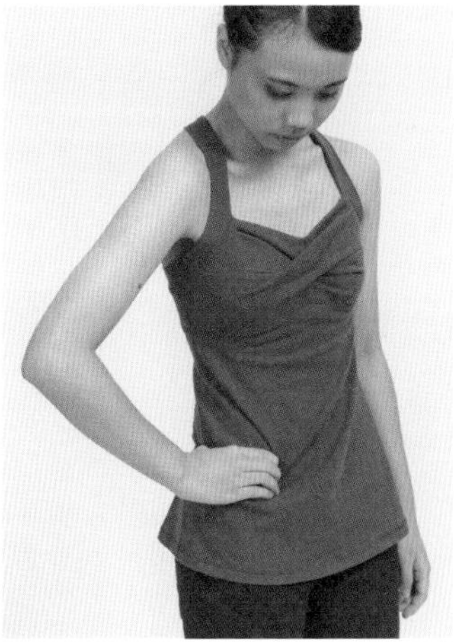

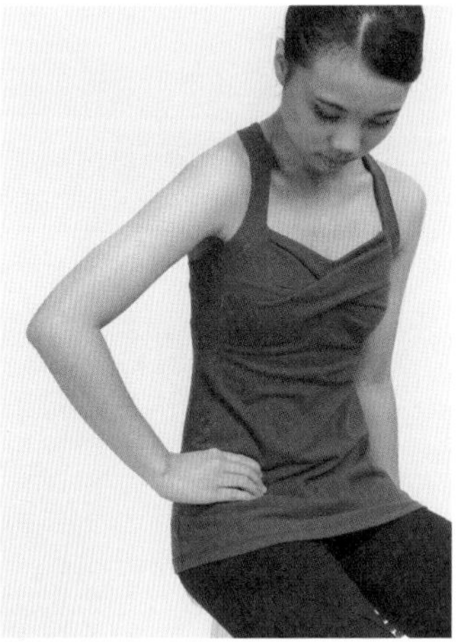

◀
以併攏的四指，內力摳進髂腰肌與股直肌中按壓。

自我緩解酸痛的處理方式

當酸痛發生時，可以採用以下方式先行自我緩解：

1. 按摩。
2. 伸展。
3. 熱敷、冰敷。

疼痛剛發生 24 小時內可以用冰敷在不舒服處，冰敷後約有四成病患的疼痛可以獲得減緩。記得每四小時要冰敷一次，每次敷半小時，如此持續 24 小時，睡覺當中則不需要。第二天若依然感到疼痛，就要改熱敷。熱敷則不限時間與次數，隨時可以做熱敷，不過更保險的方法是，每回熱敷後，再以冰敷 5 分鐘結束。

以動作時的疼痛做為評估依據

當疼痛發生時，不宜立刻針對疼痛區域進行處置，而應先考慮是哪個動作造成了疼痛，並針對那個動作去解決。在臨床治療時，我常常遇到病人一開始說某個部位痛，開始幫他治療之後，病患說：「怎麼剛才的痛跑到底下去了？」這時我通常會繼續治療我覺得有問題的部位，患者接著可能會說：「怎麼疼痛跑到更底下去了？咦，又跑到這裡了？……」，對於患者一時的反應，我通常都會先忽略，繼續治療，直到療程與疼痛結束。

為何患者會有「疼痛跑來跑去」的感覺呢？而為何

我又置之不理，持續我的治療呢？我舉腳踏車作例子，各位讀者就能明白其原因。當我們的腳踏車齒輪都正常時，它的卡榫聲音很小，不會有異樣感；但當卡榫位置不正確時，卡到哪裡就造成哪裡有聲音出現，騎起來也會有卡卡的感覺。疼痛的症狀也是這樣，某一條肌肉有問題時，因為肌肉收縮的範圍很廣，只要牽扯到這條肌肉的動作，都會反映出不適感，故疼痛部位會不一樣。所以要再三強調的是，必須以疼痛時的**動作**來作為評估依據，不要以疼痛的**部位**作依據。

順序：

十大關鍵部位輪流按過，最後再處理患部，除非，酸痛的部位剛好就是這十大部位之一，那麼就先按摩其他九個部位，最後再處理會酸痛的第十個部位。這十個部位的順序不拘，只要記得酸痛部位最後處理即可。

時間：

十大關鍵部位一個點約按 20~30 下，或是 0.5~1 分鐘，最後酸痛部位則按 5~10 分鐘。

次數：

每週進行兩天即可，最多三天；

每天兩次，每次兩回。

工具：

用手按捏，也可使用工具輔助，輔助工具切忌尖銳物，可用圓頓型工具，大圓小圓皆可，根據肌肉大小選擇工具；肌肉比較厚的部位，如臀部外側的臀大肌和膝蓋正面的股四頭肌，則可用敲打的方式進行。

檢視：

十大關鍵部位輪流按時，若按到有問題的地方會覺得特別不舒服，可以多按幾下；如果發現酸痛減輕，可以縮短按摩時間。基本上，只要每次做都有不一樣的感覺，打破原來狀態，就有機會慢慢恢復，接近正常狀態。

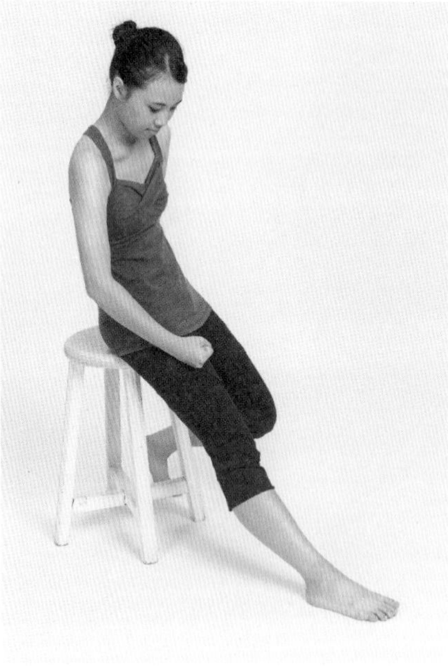

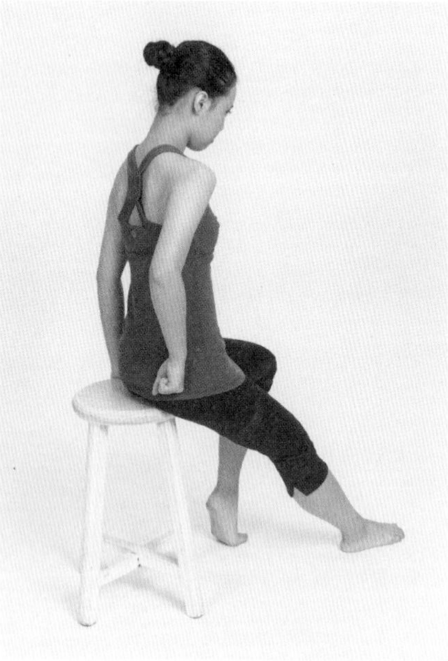

▲肌肉比較厚的部位可用敲打的方式進行

注意事項：

1. **肌肉不能天天刺激**，不要無聊、沒事做或看電視就按摩，一週頂多進行三天即可，且相同的肌肉不能連續兩天進行，隔天一定要休息。
2. **建議一次要做完 2 個循環**，也就是 2 回。因為肌肉有個特點，就是有個主觀的「臨界值」，必須超過臨界值，才會真的放鬆。假設一塊肌肉出現異常，僵硬度是 100，而正常的肌肉是 0，透過按摩可以降低這個數值。假設某人的肌肉臨界值是 60，今天透過按摩將僵硬肌肉的數值降到 65，也許疼痛指數當下從 4 降到 2，但隔天疼痛指數又會恢復到 4；但如果今天將它鬆到 58，疼痛指數當下從 4 降到 2，隔天一樣會是 2；也就是說，舒緩不夠的話，肌肉又會退回到疼痛原狀。 按摩要按到自己覺得很明顯「鬆開了」，才能達到效果。
3. **如果時間真的不夠，可以先做下肢按摩**，上肢隔天做。因為下肢容易因為走路，或日常生活彎腰、蹲下等活動，肌肉又變緊繃，因此最好一次緩解徹底。所以一天處理下肢，一天處理上肢的方式，也可以彈性運用在日常生活中。

疼痛部位的伸展運動與肌肉訓練

除了按摩外，伸展運動與主動收縮運動也很重要，跟按摩不同的是，這些動作可以天天做，以加速恢復肌肉正常狀態，並給予強化。肌肉伸展的原則是左右各做 10 下，每次持續 15~30 秒，早晚各做一回即可。

Part 3

頭與肩頸酸痛緩解 DIY

頭痛

頭痛的原因，大約有 20% 來自頭部本身的病變，其餘 80% 是因為與頭部區域相關的肌肉所造成。除了缺氧的太陽穴頭痛外，多是反射痛。太陽穴為呈放射狀的頭痛，而且是兩側對稱，通常代表缺氧、能量下降的現象。至於為何會缺氧？一般來說，貧血、過度疲勞、身體的能量用盡，就會產生缺氧現象。中醫來說，就是胃經所行走的路線發生問題，當你的脾胃虛弱不通時，太陽穴就會疼痛。以西醫來說就是身體能量的不足。

中醫療法上，有人會用刮痧排解，如果太陽穴的疼痛引起脹悶現象，就好像是水庫接近滿水位了，這時的確可運用刮痧由上向下刮，解除脹悶；而西醫則是給藥消除不適。

從肌筋膜治療的觀點來看，我認為唯一的解決方法是睡覺。這個時候按摩的幫助反而很小，因為不是肌肉本身的障礙，而是身體能量出現問題了。泡熱水澡也許可以緩和，但效果卻是短暫性的；另一個方法是將下腹部搓熱，不過也只能暫時緩解而已。好好休息、睡覺仍是最重要的。屬於頭部的疼痛可分為前額、頭兩側、偏頭痛、頭頂痛、後腦痛五種。

緊張性的頭痛，是因為患者本來就有某些部位的肌肉是僵硬的，當他一緊張時，就會造成那個地方的疼痛，所以要把該肌肉的問題解決，那麼以後緊張時就不會頭疼了。

如果晚上沒睡好，引起隔天的頭痛；或是早上一起來就頭痛，一樣可用上述部位去區分，一一找出痙攣緊張的肌肉，然後按摩、揉壓或伸展，即可解除疼痛。

頭部日常保健

除了日常作息如看電視、坐姿、打電腦等姿勢要正確外，可以做一些伸展運動，維護肌肉的正常功能。每個人可依自己比較常發生的頭痛部位，多做相關肌肉的伸展運動。

頭、頸部側面的相關肌肉

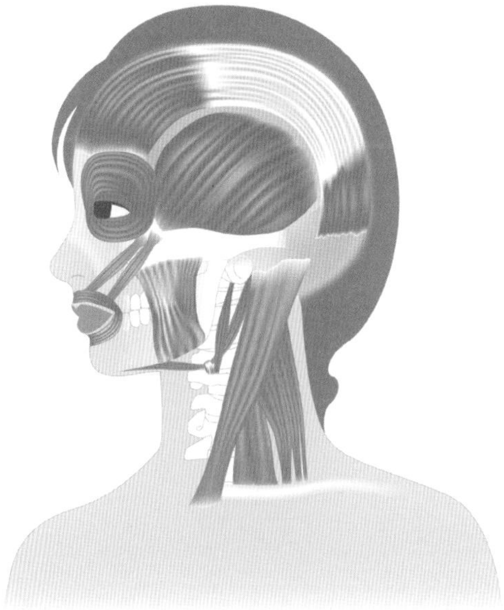

▶ 前額痛（包括眼睛、顏面區域）

與前額頭痛相關的肌肉是胸鎖乳突肌，胸鎖乳突肌連結區域通過胸骨、鎖骨和乳突骨三部位，包括臉部區域的頭痛也經常與胸鎖乳突肌有關。

以臉部來說，臨床上遇到很多案例，病患以為是自己的顏面神經有問題，或是感冒引發的後遺症，但事實上是胸鎖乳突肌出了問題。所以眼睛、顏面區域有問題的話，不妨檢查看看是不是胸鎖乳突肌發炎，或是有痙攣、緊張、收縮的現象。

緩解步驟：

1. **關鍵十部位**各按摩 20~30 下，或是 0.5~1 分鐘
2. 胸鎖乳突肌按摩 5~10 分鐘
3. 胸鎖乳突肌伸展運動

前額痛的相關肌肉及反射痛區域
（包括眼睛、顏面區域）

▶ 胸鎖乳突肌

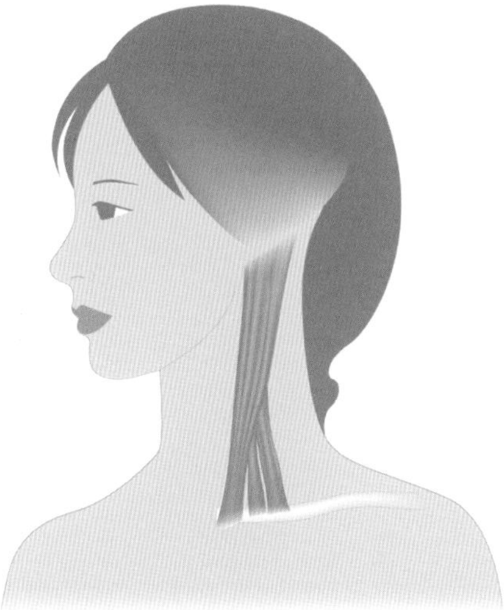

▶ 胸鎖乳突肌反射痛區域

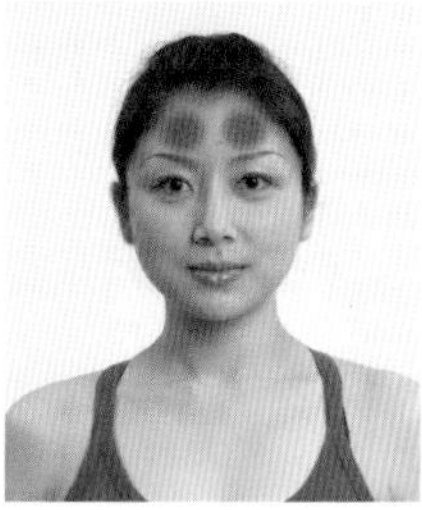

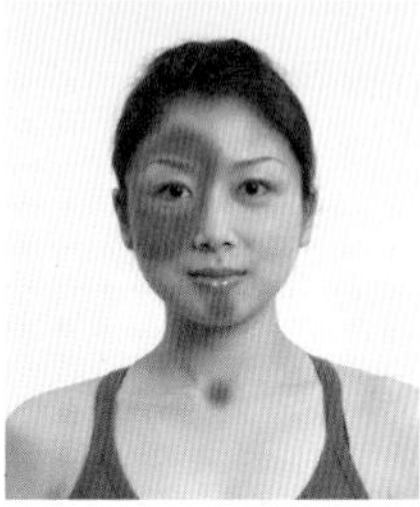

胸鎖乳突肌伸展運動

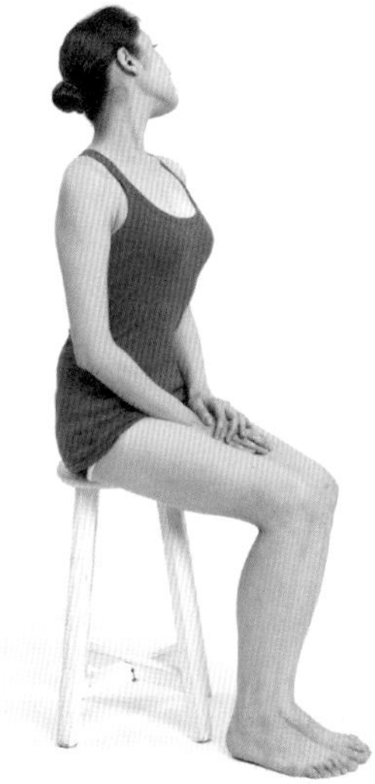

胸鎖乳突肌伸展運動

1. 坐立於較硬的椅子上，上半身挺直。雙手放鬆自然置於大腿上。
2. 頭部往左斜上方45度角的地方伸，眼睛望向左上方。盡量去感受頸部側邊肌肉有被拉直的感覺。維持15~20秒。

▶ 兩側頭痛（像緊箍咒）

像緊箍咒一樣痛的頭痛，通常是枕下諸肌的問題，即後腦勺、枕骨與頸椎附著的小肌肉所造成的疼痛。這也是反射痛的一種，因為造成偏頭痛的原因並非頭部兩側的肌肉，而是後腦勺、枕骨等枕下諸肌造成，故要區分清楚，找出真正原因。先把十個關鍵部位按一遍，再來按揉枕下諸肌，即可緩解。

緩解步驟：

1. **關鍵十部位**各按摩 20~30 下，或是 0.5~1 分鐘
2. 枕下諸肌按摩 5~10 分鐘
3. 枕下諸肌舒緩按摩運動

兩側頭痛的相關肌肉及反射痛區域

（像緊箍咒）

▶ 枕下諸肌

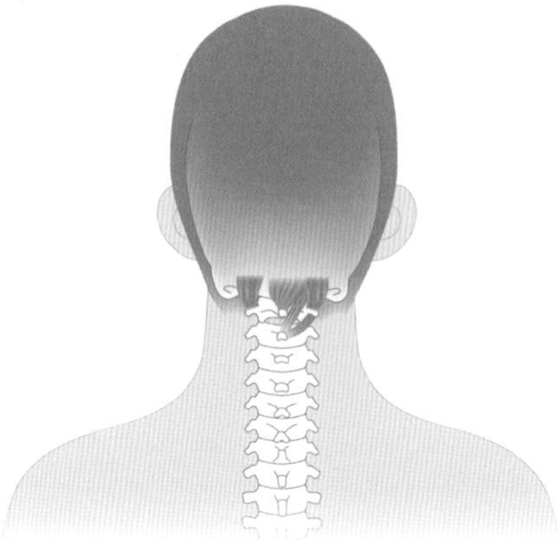

▶ 枕下諸肌反射痛區域

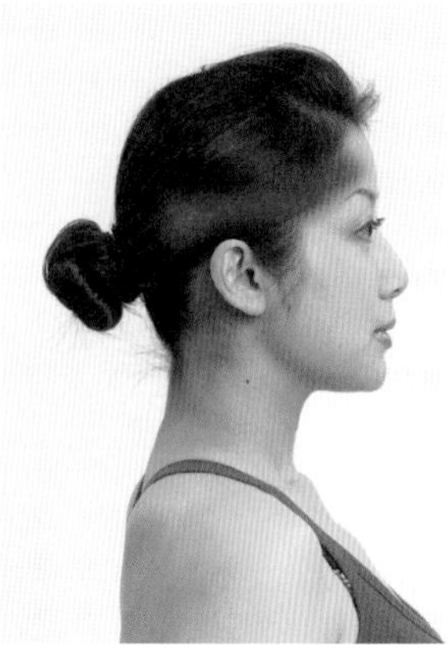

枕下諸肌舒緩按摩運動

1

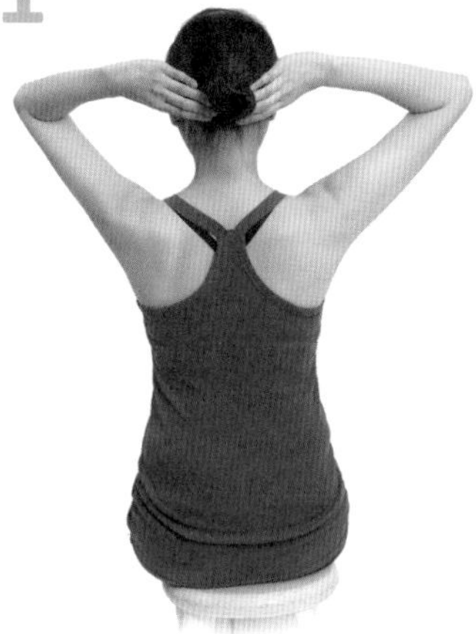

2

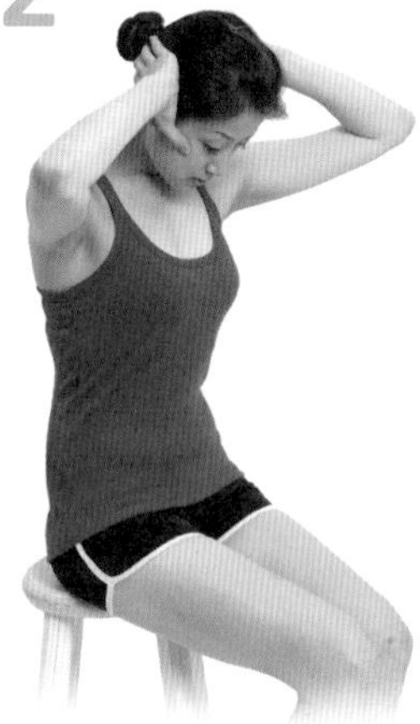

枕下諸肌舒緩按摩運動

1. 坐於椅子上，頭往下低，以雙手掌抱住頭部。
2. 虎口對準耳朵，拇指置於臉頰旁，以其他四指大力按壓頭部肌肉。

▶ 側面頭痛（單純側面痛、點痛、側面環型痛）

如果是單純的側面痛、一個點的痛、或是側面環型頭痛，則屬於顳肌、斜角肌、咀嚼肌的問題。而究竟是哪一塊肌肉有問題，可以按壓看看，若有明顯疼痛、甚至是酸的感覺就對了，此時一樣要先把十個關鍵部位按一遍，再按揉或伸展最痛的肌肉，疼痛便可獲得改善，進而消除。

緩解步驟：

1. **關鍵十部位**各按摩 20~30 下，或是 0.5~1 分鐘
2. 顳肌／斜角肌／咀嚼肌，最痛的地方按摩 5~10 分鐘
3. 顳肌／咀嚼肌伸展運動
4. 斜角肌伸展運動

側面頭痛的相關肌肉及反射痛區域
（單純側面痛、點痛、側面環型痛）

▶ 顳肌

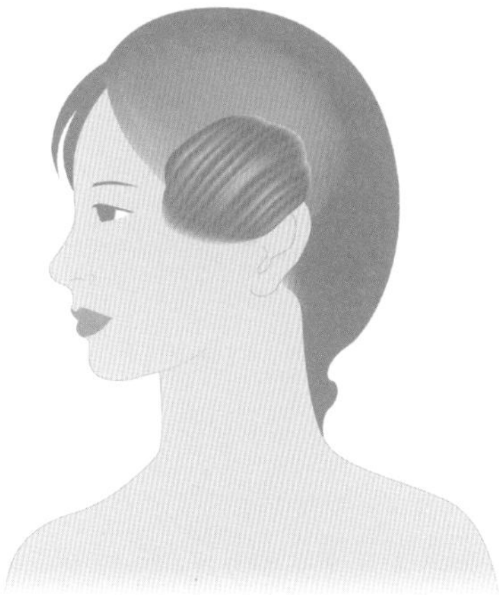

▶ 顳肌反射痛區域

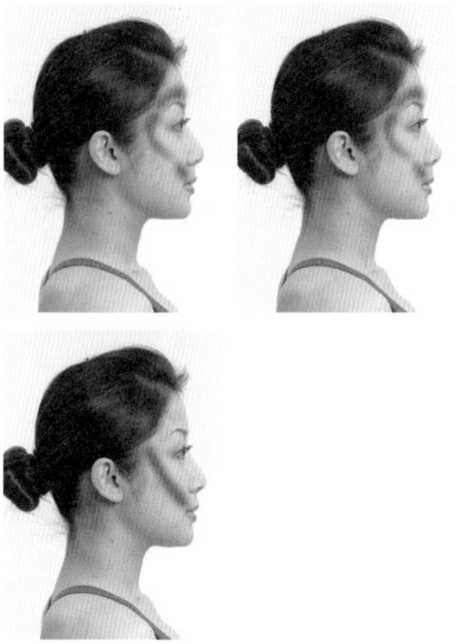

▶ 斜角肌

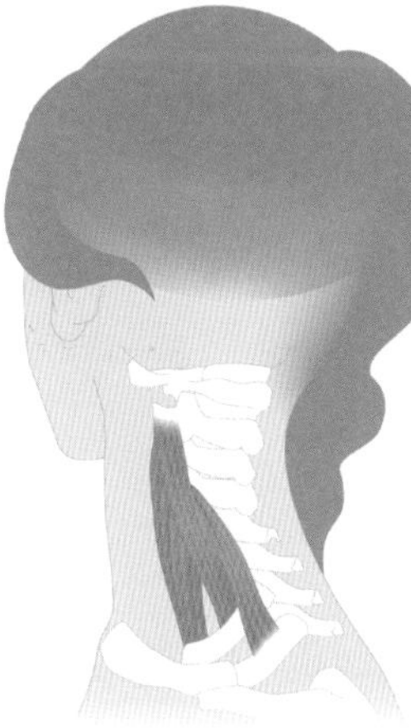

▶ 斜角肌反射痛區域

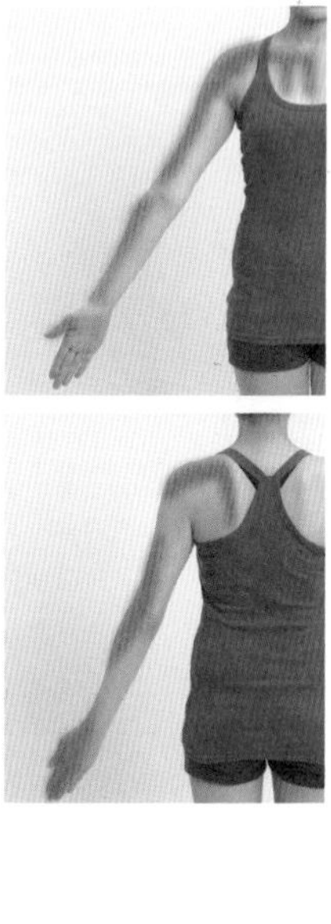

顳肌／咀嚼肌伸展運動

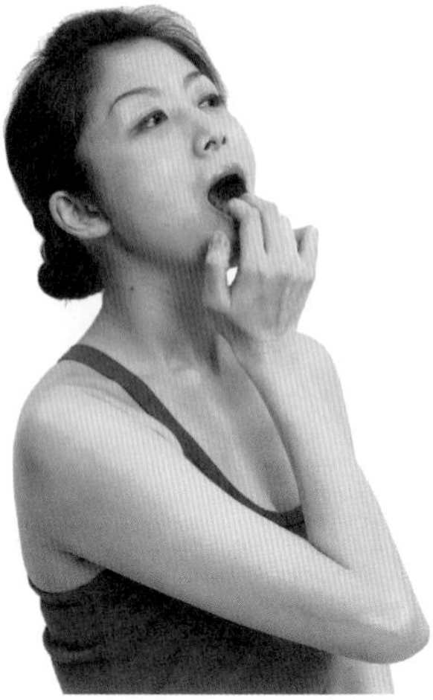

咀嚼肌&顳肌伸展運動

1. 張開嘴巴，像是要講「啊」字一樣。
2. 以食指和中指伸入口中，勾住往下拉。維持15～20秒。

斜角肌伸展運動

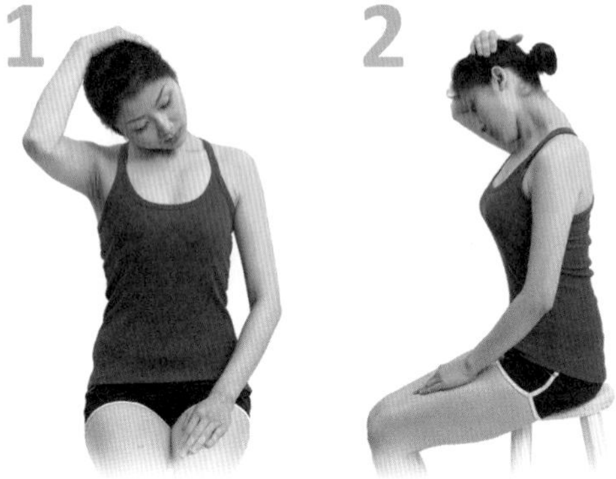

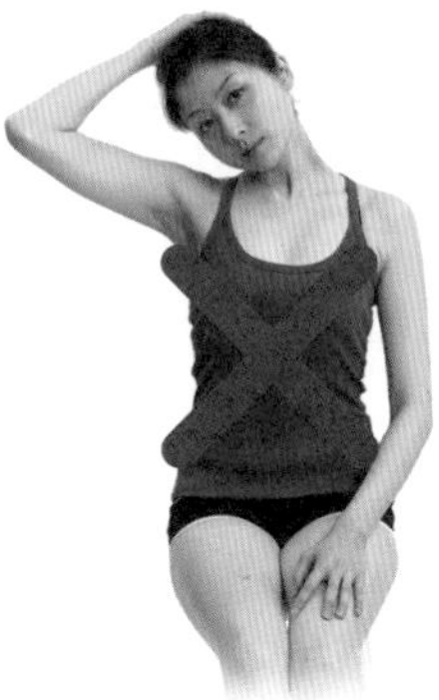

斜角肌伸展運動

1. 頭往右斜，並以右手協助將頭往右側壓。進行時，臉稍稍朝下，眼睛自然朝下看。維持15~20秒。左側亦然。

錯誤動作：
若將臉抬起、眼睛往上看的話，無法伸展到斜角肌。

▶ 頭頂痛

頭頂的疼痛與頭夾肌跟頸夾肌有關，屬於在脖子後方裡面的肌肉造成的反射痛。

頭夾肌是頭頂的肌肉，筋膜從眉毛、眉心一直到後腦勺的縱貫線分佈，可以自己找出是不是有特別痛的點，然後將特別痛的地方按揉鬆開，即可有助於頭痛的緩解與消除。而先把十個關鍵部位按一遍，將可縮短頭夾肌跟頸夾肌按鬆時間。

頸夾肌位在兩個肩胛骨中間與脊椎骨的凹縫處，自己比較沒有辦法按到，需要靠別人或是工具輔助，當然也可以藉助按摩椅，不過必須將兩個肩胛骨拉開才行，一樣去找按下去會痛的部位，這種痛的感覺非常尖銳，很明顯。

所以，當頭頂發生頭痛時，先把十個關鍵部位按一遍，再找找這兩條肌肉，看看到底是哪個部位會特別痛，然後按壓它，即可消除疼痛，一般來說，如果冰敷、熱敷在正確的位置，也非常有效。

緩解步驟：

1. **關鍵十部位**各按摩 20~30 下，或是 0.5~1 分鐘
2. 頭夾肌／頸夾肌，最痛的地方按摩 5~10 分鐘
3. 頭夾肌／頸夾肌伸展運動

頭頂痛的相關肌肉及反射痛區域

▶ 頭夾肌

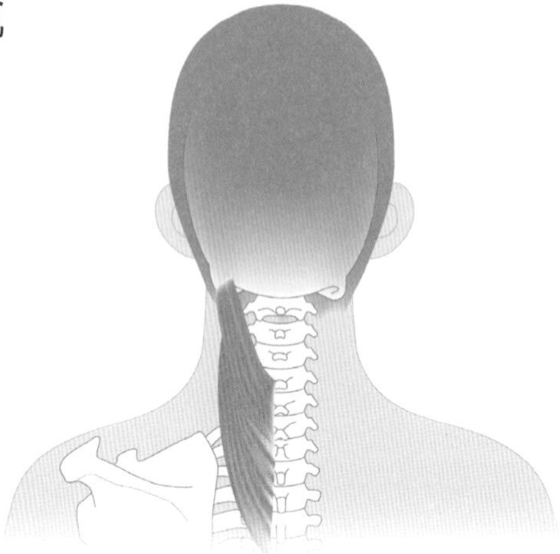

▶ 頭夾肌反射痛區域

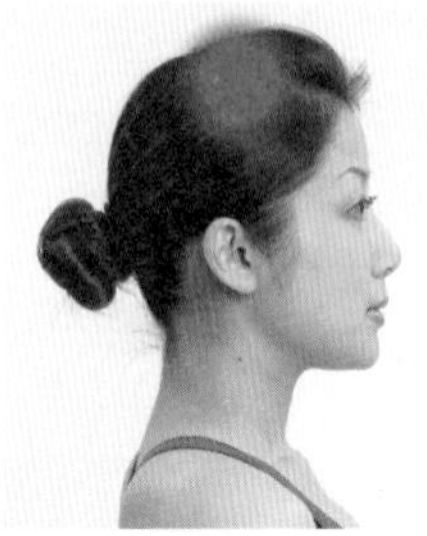

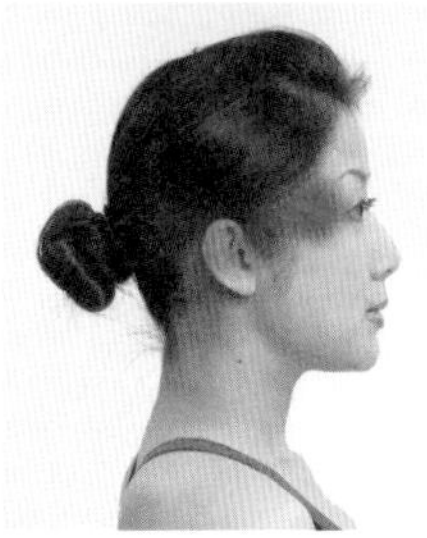

▶ 頸夾肌

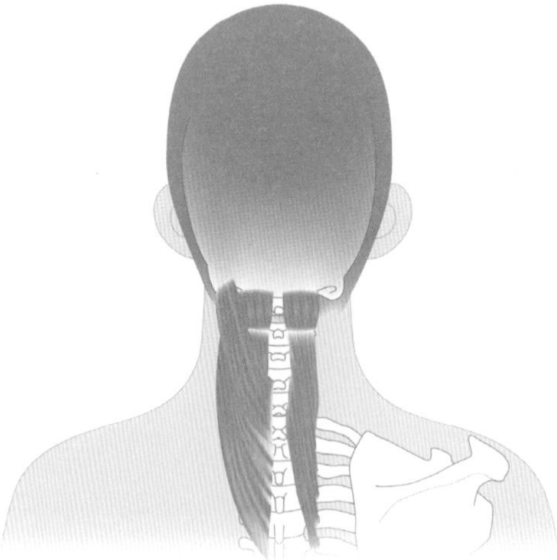

▶ 頸夾肌反射痛區域

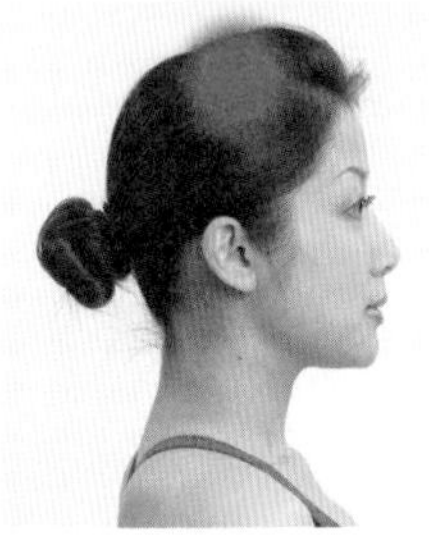

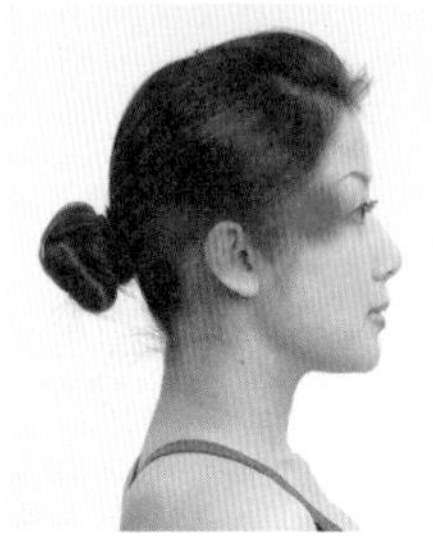

頭夾肌／頸夾肌伸展運動

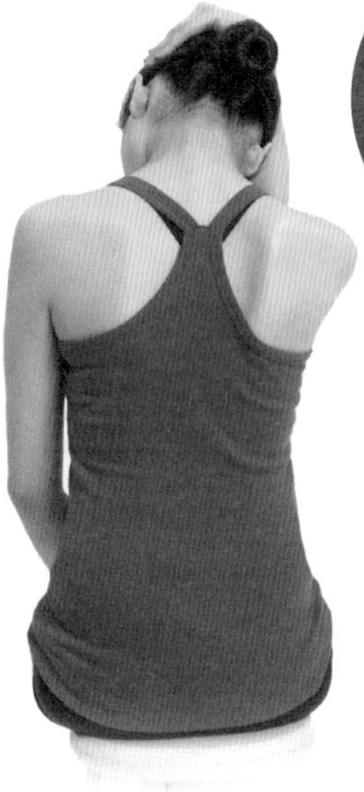

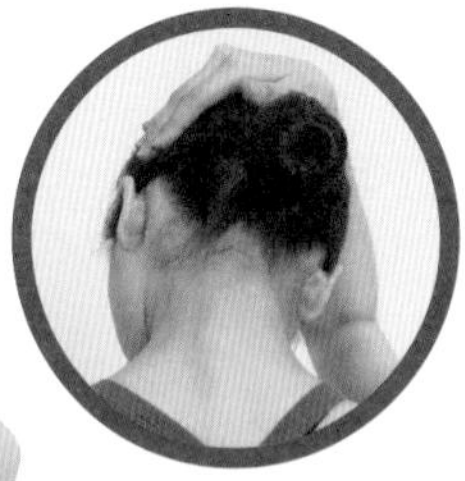

頭夾肌&頸夾肌伸展運動

1. 頭往右側斜，眼睛略朝下看，以右手協助將頭往右側壓。維持15~20秒。
2. 左側亦然。

▶ 後腦痛（頸部上面）

當後腦（也就是頸部上面）發生疼痛症狀時，相關的肌肉有頭夾肌、頸夾肌、胸鎖乳突肌。

當此處的疼痛發生時，可以先把十個關鍵部位按一遍，再逐一按壓這三塊肌肉的每一部位，仔細找找出最疼痛的點，那就是造成疼痛的根源。之後再針對該痛點按摩揉壓，並做這三條肌肉的伸展運動，即可解除疼痛。

緩解步驟：

1. **關鍵十部位**各按摩 20~30 下，或是 0.5~1 分鐘
2. 頭夾肌／頸夾肌／胸鎖乳突肌，最痛的地方按摩 5~10 分鐘
3. 頭夾肌／頸夾肌伸展運動
4. 胸鎖乳突肌伸展運動

後腦痛的相關肌肉及反射痛區域

（頸部上面）

▶ 頭夾肌

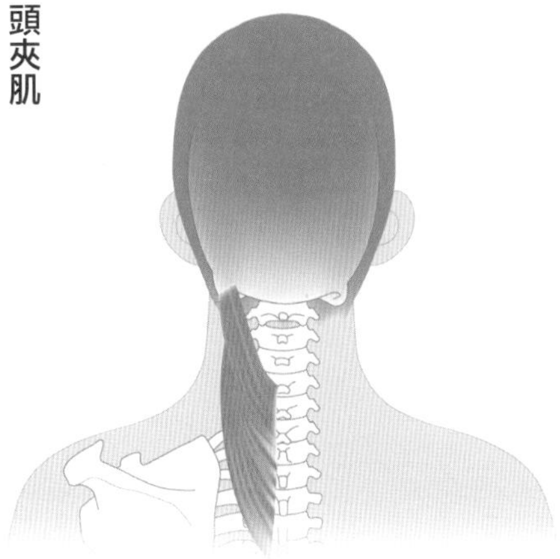

▶ 頭夾肌反射痛區域

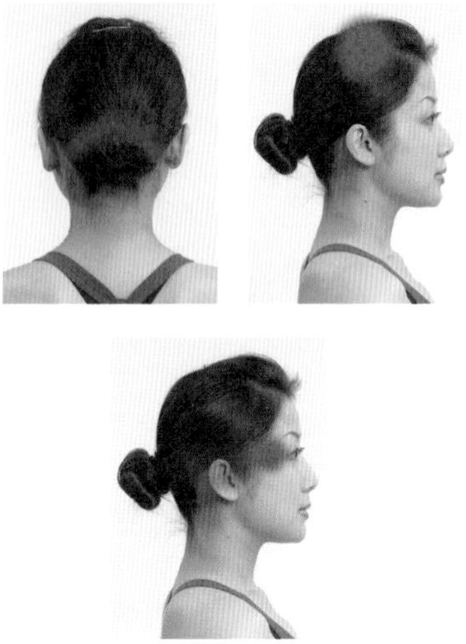

▶ 頸夾肌

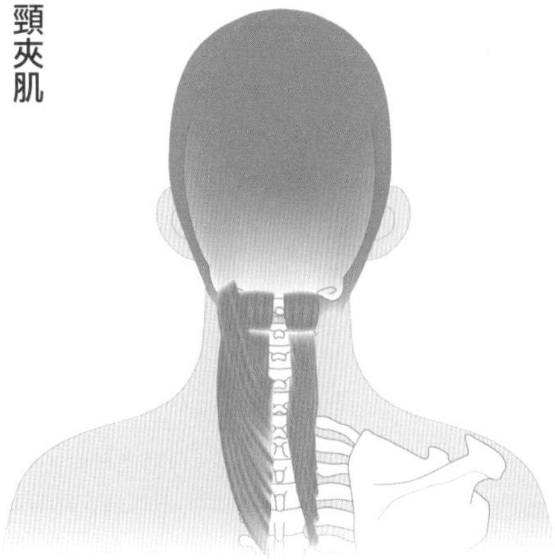

▶ 頸夾肌反射痛區域

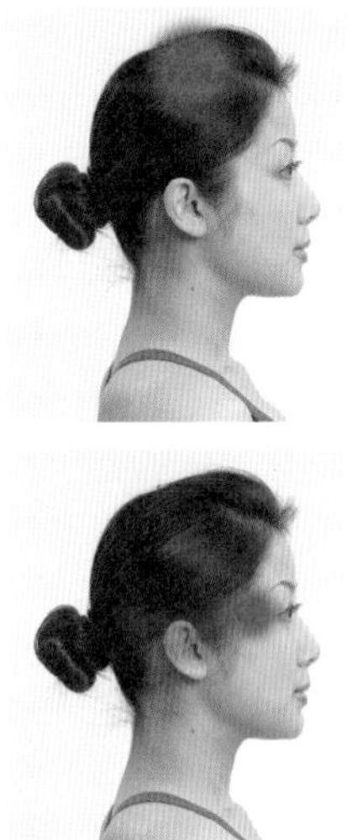

後腦痛的相關肌肉及反射痛區域

（頸部上面）

▶ 胸鎖乳突肌

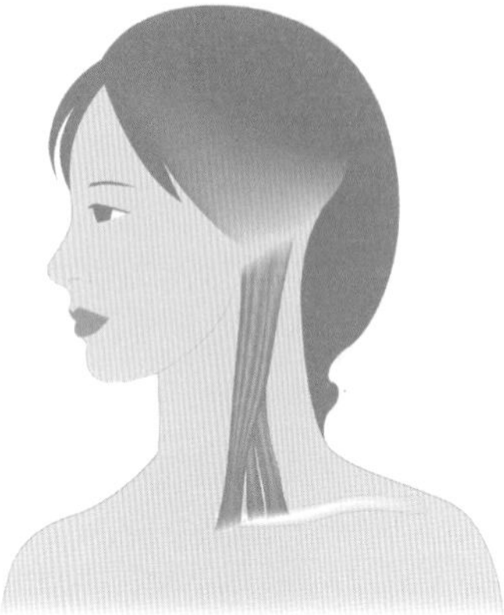

▶ 胸鎖乳突肌反射痛區域

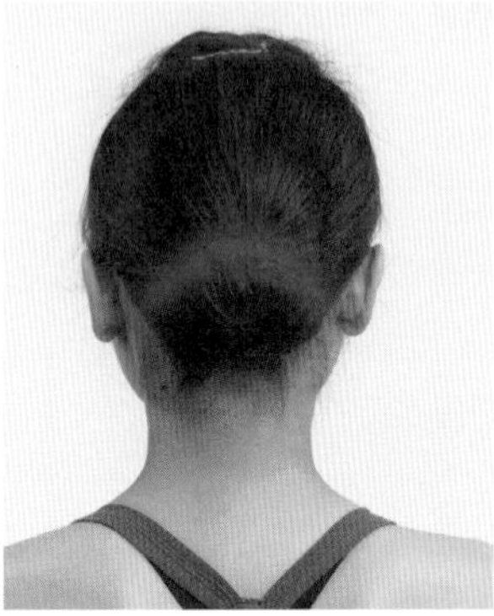

頭夾肌／頸夾肌伸展運動

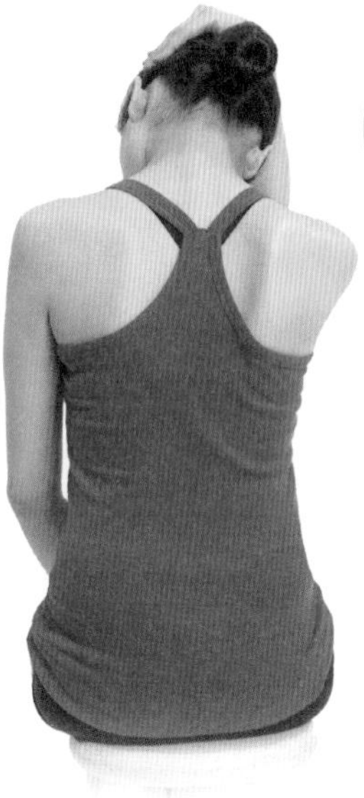

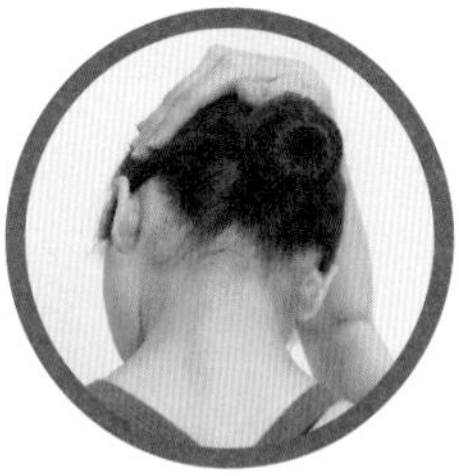

頭夾肌&頸夾肌伸展運動

1. 頭往右側斜，眼睛略朝下看，以右手協助將頭往右側壓。維持15~20秒。
2. 左側亦然。

胸鎖乳突肌伸展運動

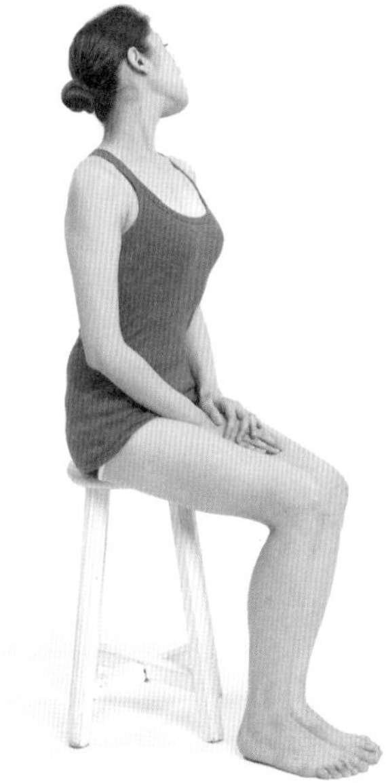

胸鎖乳突肌伸展運動

1. 坐立於較硬的椅子上，上半身挺直。雙手放鬆自然置於大腿上。
2. 頭部往左斜上方45度角的地方伸，眼睛望向左上方。盡量去感受頸部側邊肌肉有被拉直的感覺。維持15~20秒。

◦落枕

落枕是很多人經常遇到的症狀，紓解的方式，可以先冰敷，預防肌肉進一步攣縮、僵硬。首先還是要先確定骨架排列有無正常。確認方法為，先按後腦勺骨頭下來第一個突出來的頸椎，按壓下去看會不會特別的痛，通常是尖銳的痛，如果有，那就是第二頸椎歪了。脊椎若有歪斜，通常只會有一個痛點，不會出現三、四個痛點的現象。

有落枕或脖子不舒服的人，如果確定上述的部位不會痛，接著檢查在低頭時，按壓脖子後下方、相當於衣服領子的位置，最突出的位置（中醫稱為「大椎」，請見P.0）會不會痛。若都不會，那麼骨架問題就可以忽略，也就是說落枕並非骨架問題造成，多是肌肉問題或神經的壓迫造成（例如本身已有退化）。

落枕的真正原因是某個關節或某一、兩個肌肉，在還沒睡覺之前，就已經有異常了，只是尚未發病，經過長時間不動後，收縮或異位更厲害，以至於醒來之後，就變成了不可逆、無法自我恢復的狀況。如果一年內落枕超過兩次，就屬於經常性落枕，可能有某個肌肉問題沒有徹底解決。

剛發生的24小時內，可以冰敷在不舒服處，第二天若依然疼痛，則改用熱敷，熱敷則不限時間與次數，隨時都可以做。

接下來檢查看看，是在靜態下會痛，還是動態下會痛。例如，是往右轉會痛，還是低頭會痛，或是後轉會痛，還是不動也會痛。順序上，我們要先解決動態時的痛，再解決靜態時的痛。大部分落枕多是動態下會痛。動態下會痛的還可分為：往前低頭痛、往後仰痛，以及看左、右邊會痛。

▶ 頭往後仰痛

落枕時，如果頭往後仰會痛，與脖子正面兩邊的胸鎖乳突肌、側面的斜角肌，以及頸部連結肩部的上斜方肌相關，因此，先按摩十關鍵部位後，再檢查這些肌肉，而這些肌肉順序要先解決喉部部位的肌肉，而不是頸後，要注意的是，**兩個胸鎖乳突肌之間的區域不可按壓**，因為可能影響到頸動脈！哪個部位最痛，就是那個肌肉出了問題，只要多按壓該肌肉，即可獲得緩解，最後再按壓提肩胛肌，消除酸痛。

緩解步驟：

1. **關鍵十部位**各按摩 20~30 下，或是 0.5~1 分鐘
2. 胸鎖乳突肌／斜角肌／上斜方肌，最痛的地方按摩 5~10 分鐘
3. 緩解（按摩）提肩胛肌 5 分鐘
4. 胸鎖乳突肌伸展運動
5. 斜角肌伸展運動
6. 上斜方肌伸展運動

落枕時，頭往後仰痛的相關肌肉及反射痛區域

▶ 胸鎖乳突肌

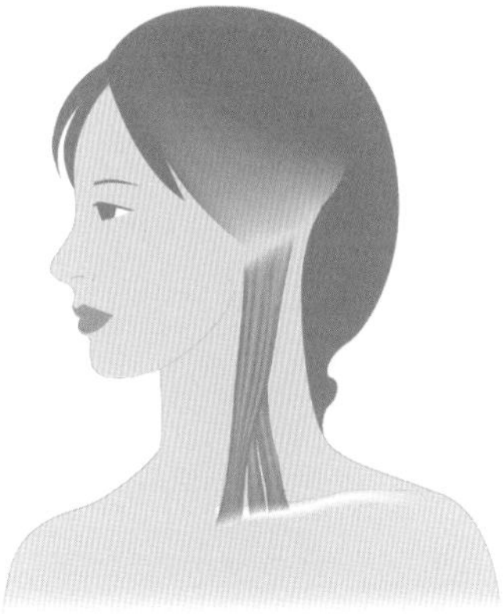

▶ 上斜方肌

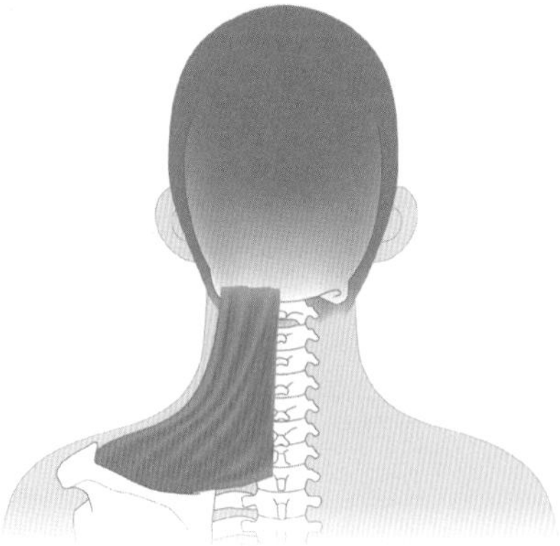

▶ 斜角肌

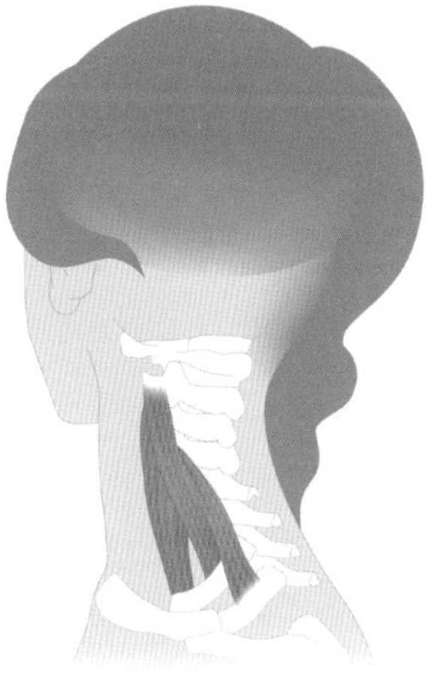

▶ 斜角肌反射痛區域

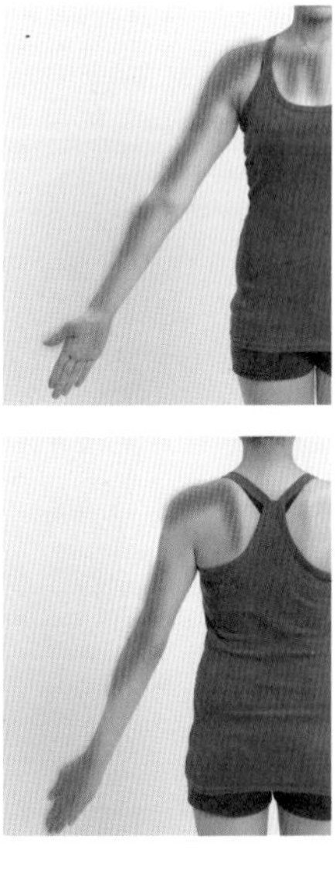

落枕時，頭往後仰痛的相關肌肉及反射痛區域

▶ 提肩肌

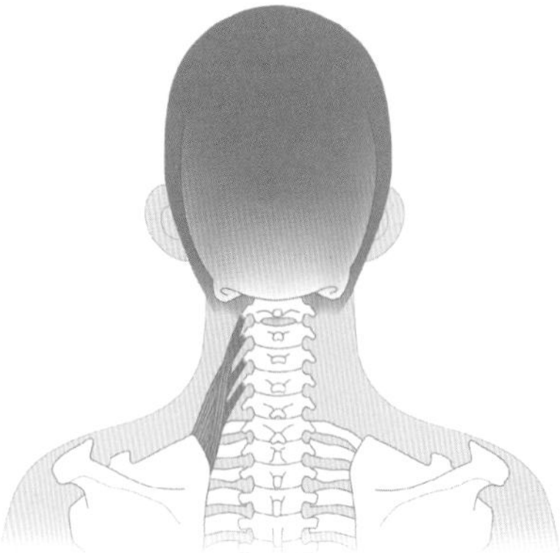

▶ 提肩肌反射痛區域

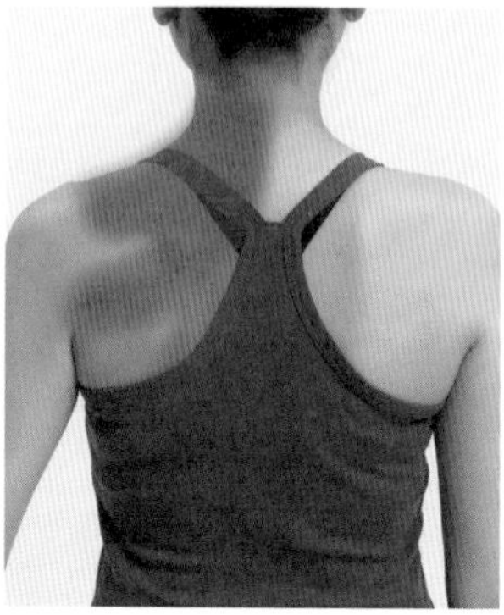

胸鎖乳突肌伸展運動

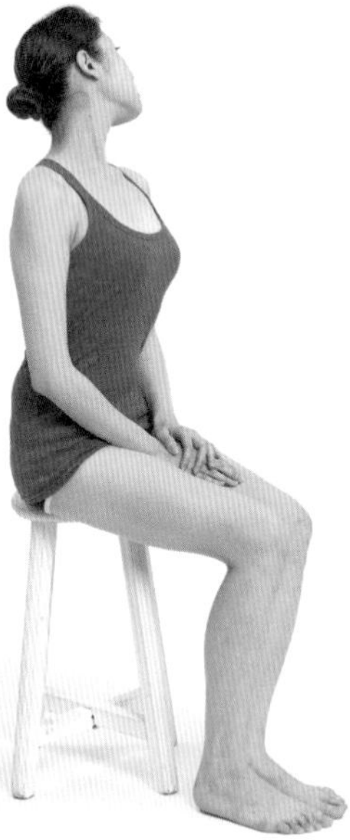

胸鎖乳突肌伸展運動

1. 坐立於較硬的椅子上，上半身挺直。雙手放鬆自然置於大腿上。
2. 頭部往左斜上方45度角的地方伸，眼睛望向左上方。盡量去感受頸部側邊肌肉有被拉直的感覺。維持15~20秒。

斜角肌伸展運動

1

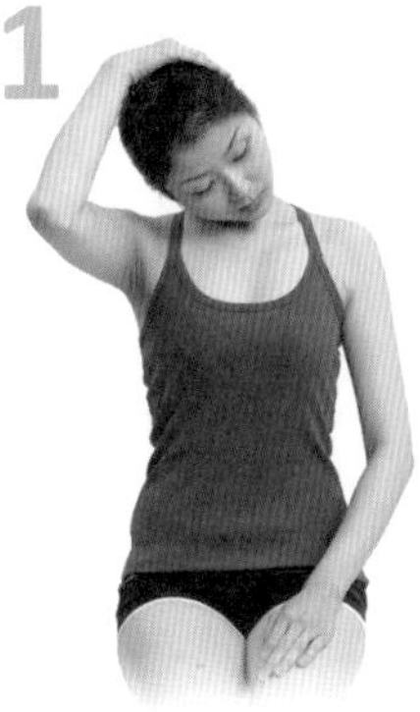

2

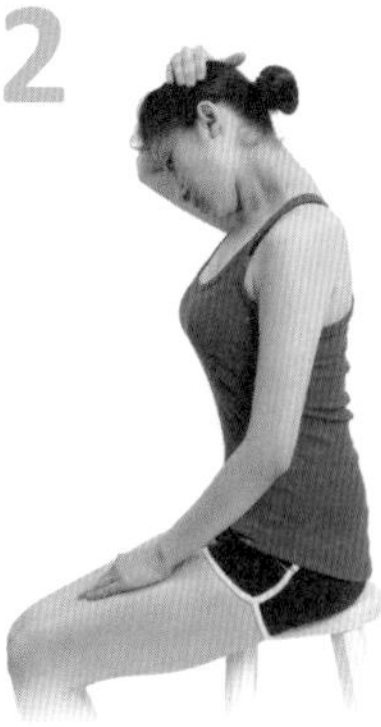

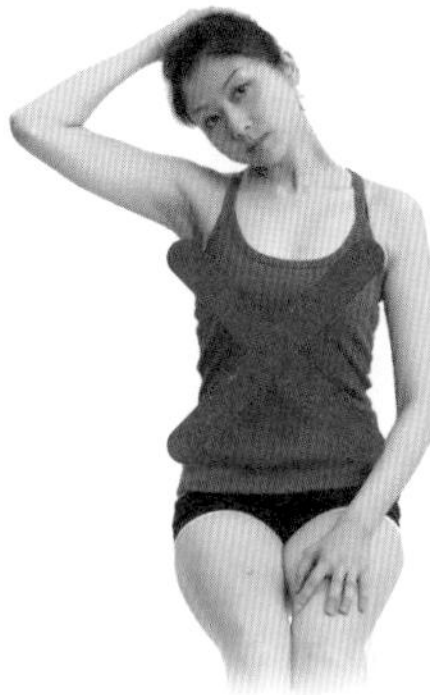

斜角肌伸展運動

1. 頭往右斜，並以右手協助將頭往右側壓。進行時，臉稍稍朝下，眼睛自然朝下看。維持15~20秒。左側亦然。

錯誤動作：
若將臉抬起、眼睛往上看的話，無法伸展到斜角肌。

上斜方肌伸展運動

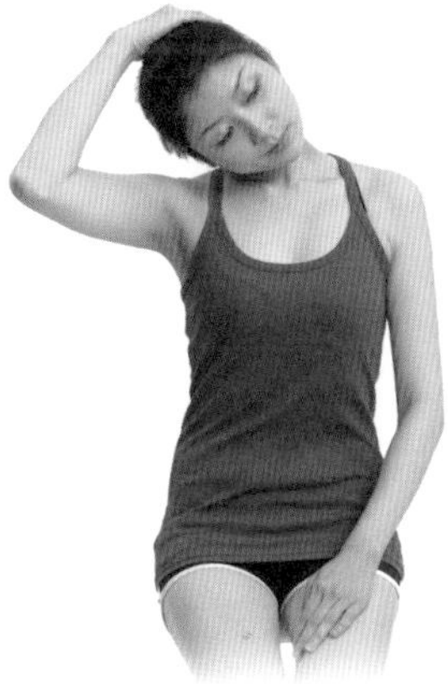

上斜方肌伸展運動

1. 頭往右斜，並以右手協助將頭往右側壓。進行時，臉朝前方，維持15~20秒。左側亦然。

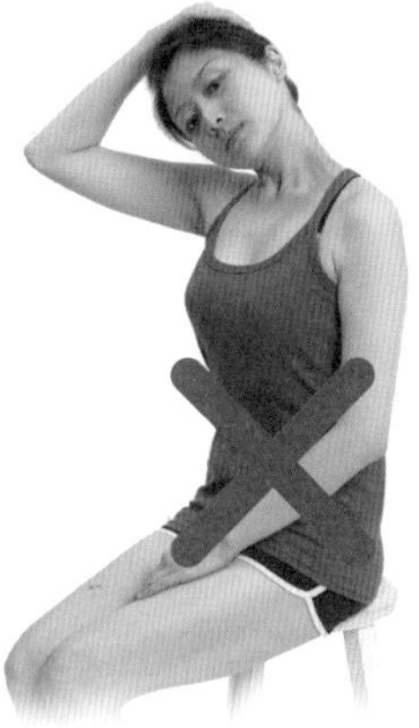

錯誤動作：
若眼睛往上看，無法伸展到上斜方肌。

▶ 低頭痛

落枕時，如果低頭會痛，屬於頸部後側肌肉（頭部伸直動作肌群）有問題，包括肩胛骨一直到脊椎中間。按摩十關鍵部位後，再直接按壓頸部後側肌肉、上斜方肌、提肩胛肌，緩解症狀。

緩解步驟：

1. **關鍵十部位**各按摩 20~30 下，或是 0.5~1 分鐘
2. 頸部後側肌肉／上斜方肌，最痛的地方按摩 5~10 分鐘
3. 緩解（按摩）提肩胛肌 5 分鐘
4. 頸部後側肌群主動收縮運動
5. 上斜方肌伸展運動

落枕時，低頭痛的相關肌肉及反射痛區域

頸部後側肌肉

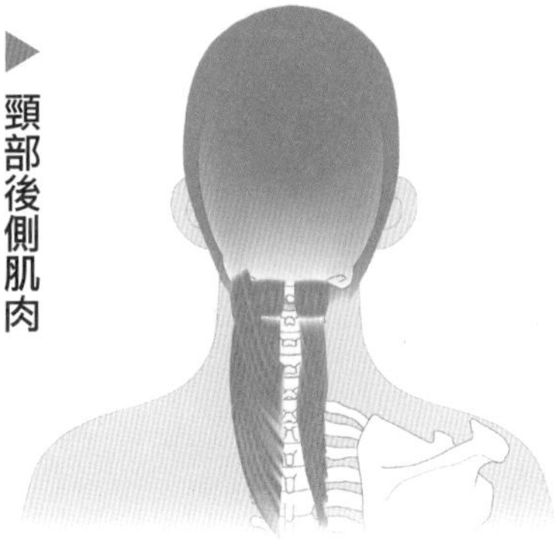

上斜方肌

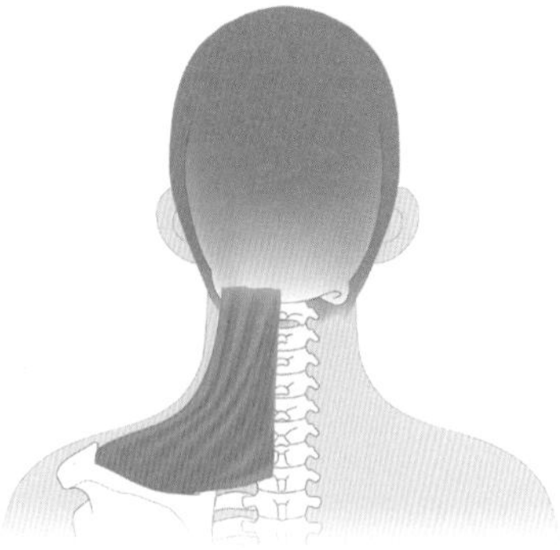

提肩胛肌

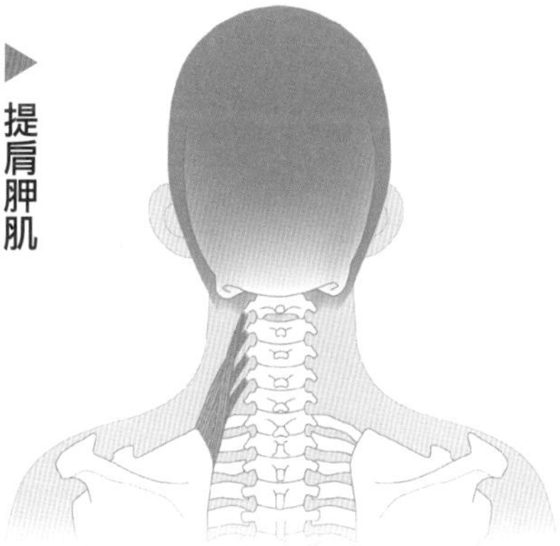

提肩胛肌肉反射痛區域

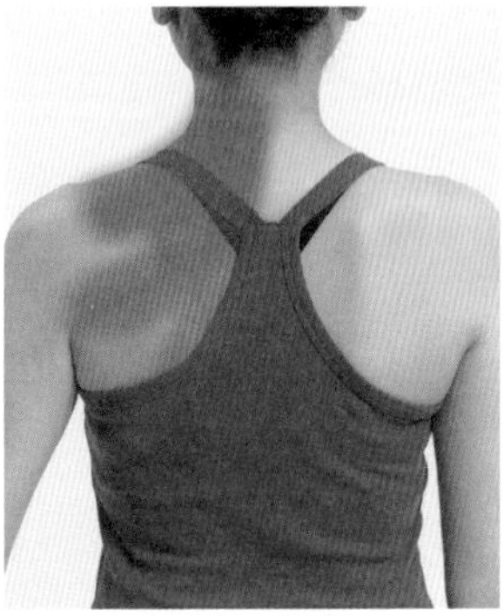

頸部後側肌群主動收縮運動

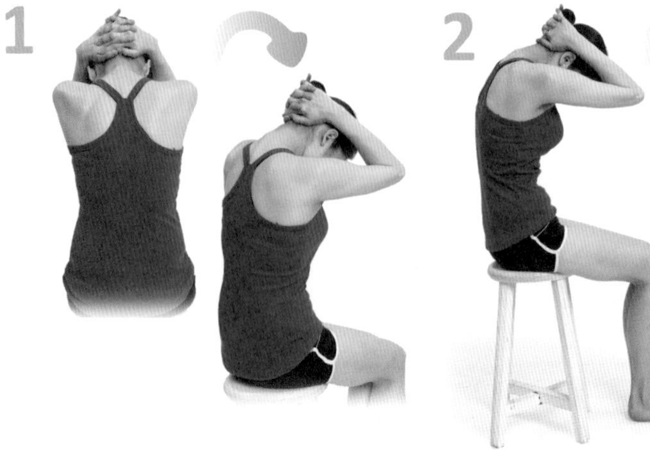

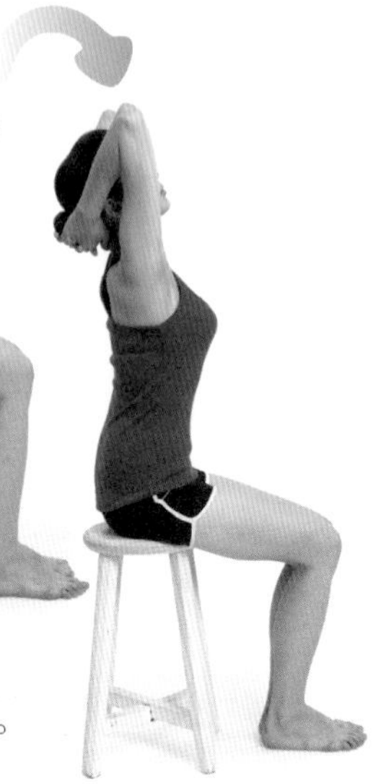

頸部後側肌群主動收縮運動

1. 上半身挺直，雙手十指交扣，抱住後腦，稍微施力往下壓。維持15～20秒。
2. 接著抬頭向上看，此時抱住後腦的手要施力，以增加頭部上抬時的阻力，上手臂盡量伸直，手肘朝上。維持15~20秒。

上斜方肌伸展運動

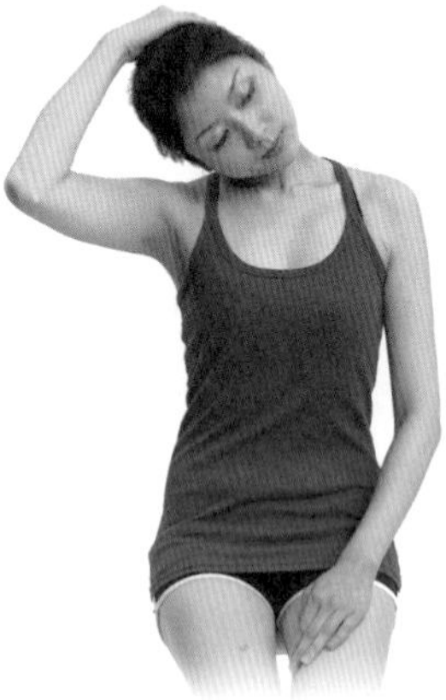

上斜方肌伸展運動

1. 頭往右斜，並以右手協助將頭往右側壓。進行時，臉朝前方，維持15~20秒。左側亦然。

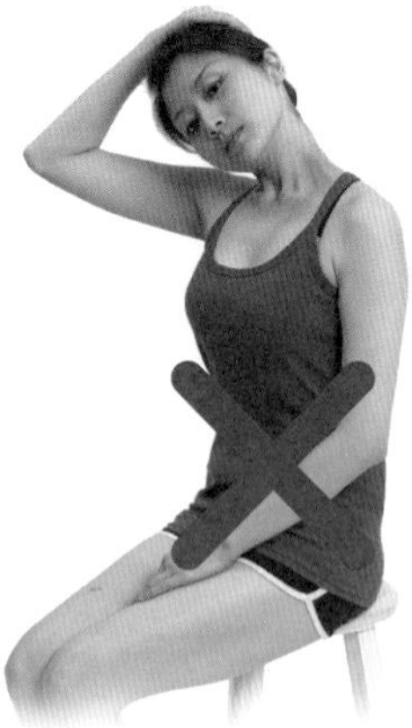

錯誤動作：若眼睛往上看，無法伸展到上斜方肌。

▶ 頭往單側看，同側會痛

落枕時，若頭往左看時，左邊肩頸會痛，代表是左邊胸鎖乳突肌和左邊斜角肌的問題。反之，若往右看時，右邊會痛，則表示是右邊胸鎖乳突肌和右邊斜角肌的問題。

緩解步驟：

1. **關鍵十部位**各按摩 20~30 下，或是 0.5~1 分鐘
2. 胸鎖乳突肌／上斜方肌／斜角肌，最痛的地方按摩 5~10 分鐘
3. 緩解（按摩）提肩胛肌 5 分鐘
4. 胸鎖乳突肌伸展運動
5. 上斜方肌伸展運動
6. 斜角肌伸展運動

落枕時，頭往單側看，同側會痛
的相關肌肉及反射痛區域

▶ 胸鎖乳突肌

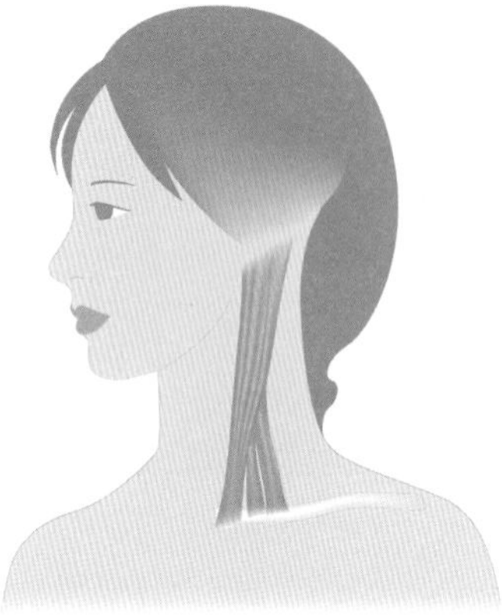

▶ 上斜方肌

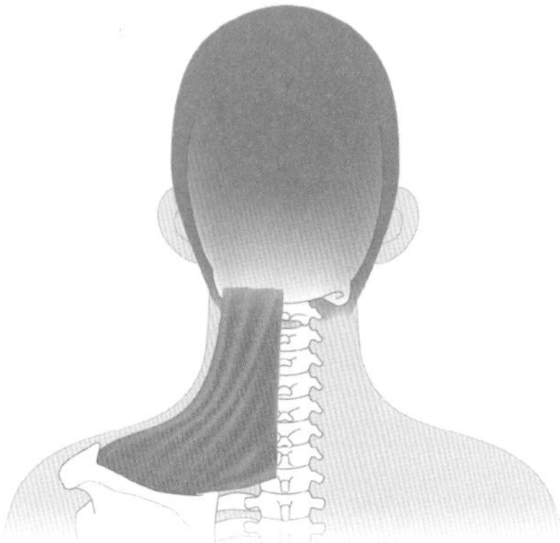

▶ 斜角肌

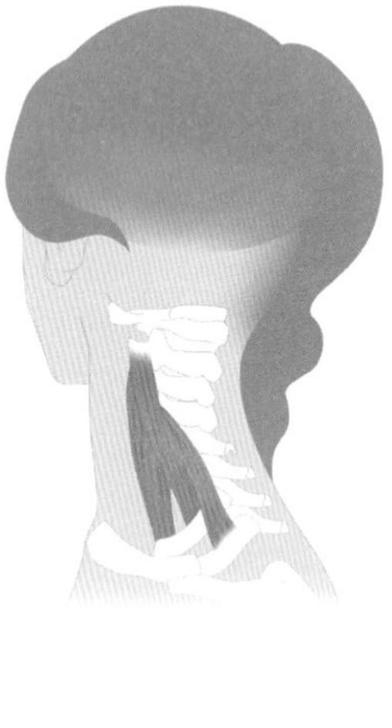

▶ 斜角肌反射痛區域

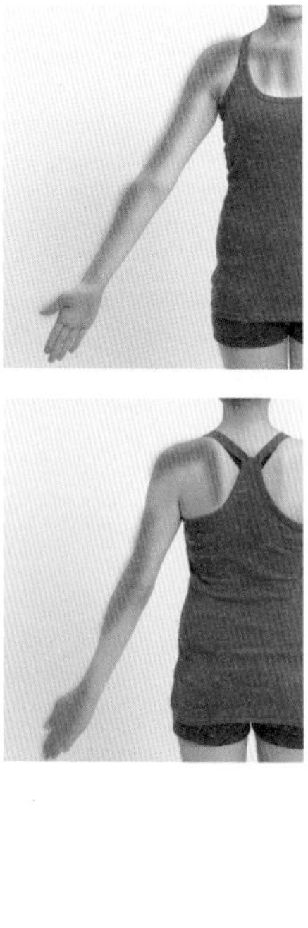

落枕時，頭往單側看，同側會痛
的相關肌肉及反射痛區域

▶ 提肩胛肌

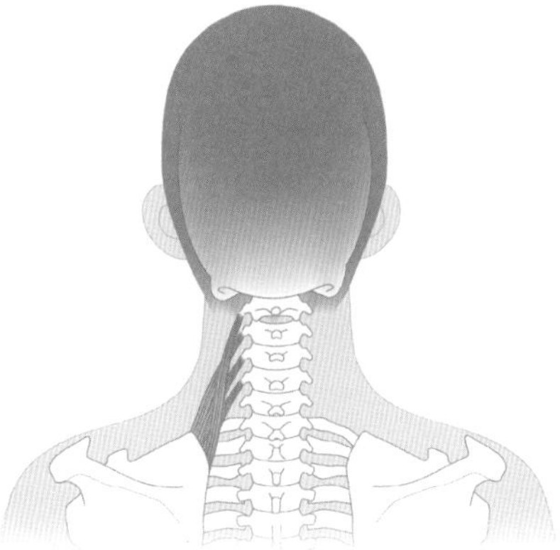

▶ 提肩胛肌反射痛區域

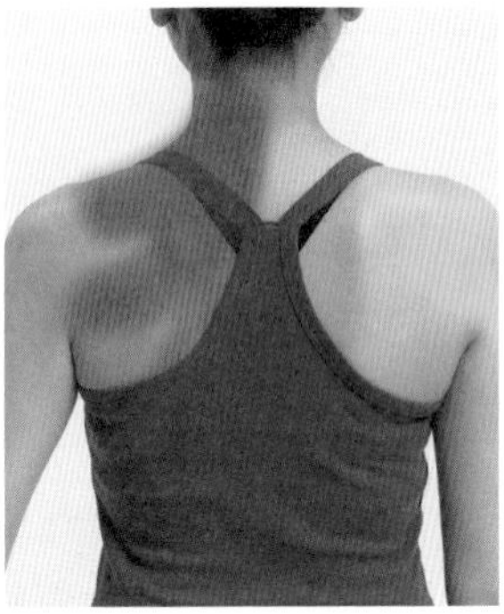

胸鎖乳突肌伸展運動

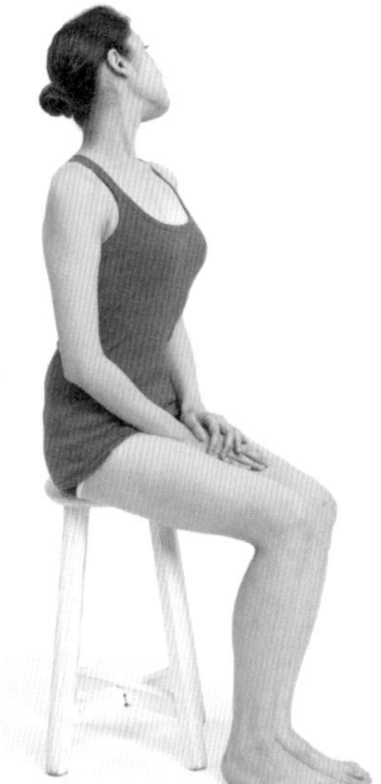

胸鎖乳突肌伸展運動

1. 坐立於較硬的椅子上，上半身挺直。雙手放鬆自然置於大腿上。
2. 頭部往左斜上方45度角的地方伸，眼睛望向左上方。盡量去感受頸部側邊肌肉有被拉直的感覺。維持15~20秒。

上斜方肌伸展運動

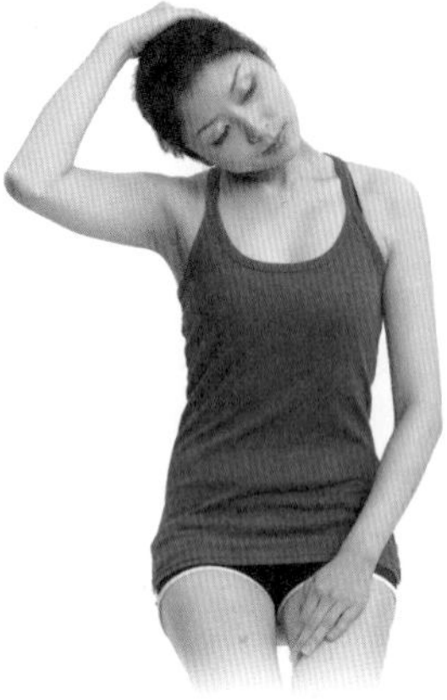

上斜方肌伸展運動

1. 頭往右斜，並以右手協助將頭往右側壓。進行時，臉朝前方，維持15~20秒。左側亦然。

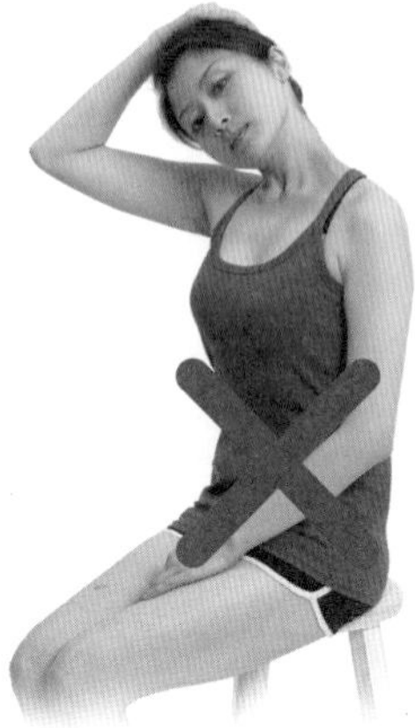

錯誤動作：若眼睛往上看，無法伸展到上斜方肌。

斜角肌伸展運動

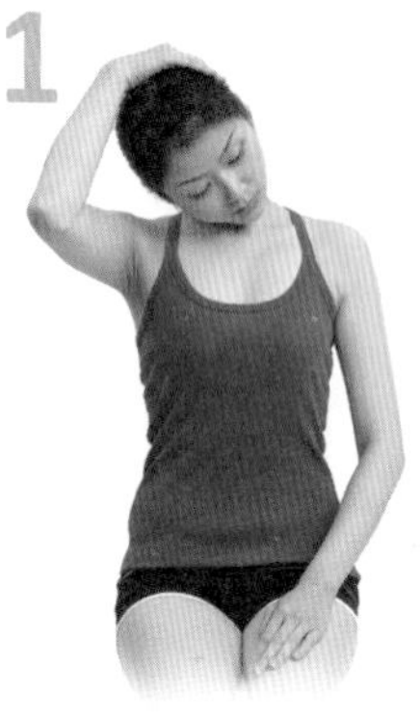

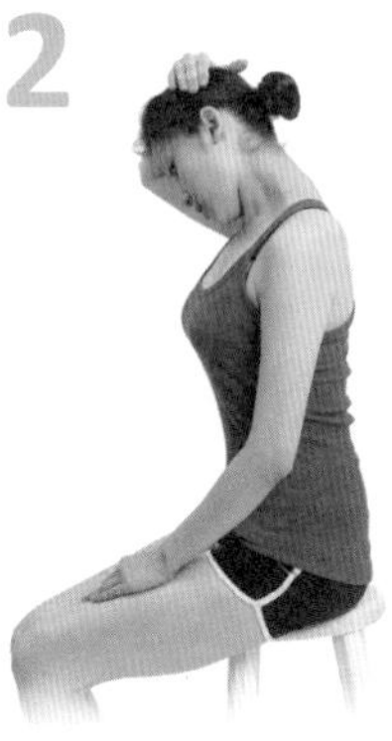

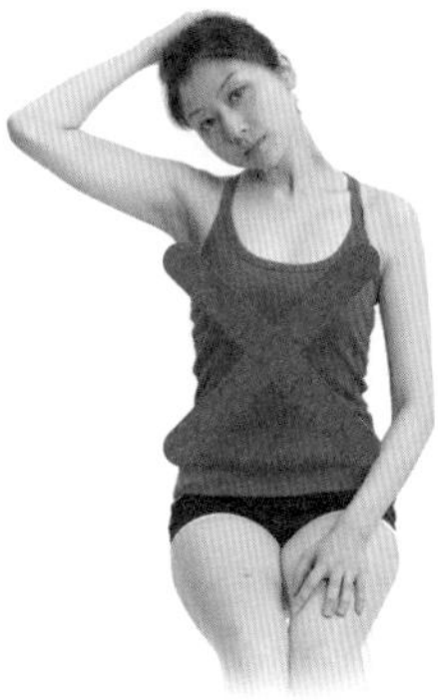

斜角肌伸展運動

1. 頭往右斜，並以右手協助將頭往右側壓。進行時，臉稍稍朝下，眼睛自然朝下看。維持15~20秒。左側亦然。

錯誤動作：
若將臉抬起、眼睛往上看的話，無法伸展到斜角肌。

▶ 頭往單側看，對側會痛

落枕時，若轉右邊時，左邊肩頸會痛；或轉左邊時，右邊會痛，代表會痛那邊的頭最長肌或上斜方肌出現問題，先按完十個關鍵點後，最後再解決頭最長肌，然後按摩提肩斜肌，緩解酸痛。

緩解步驟：

1. **關鍵十部位**各按摩 20~30 下，或是 0.5~1 分鐘
2. 頭最長肌／上斜方肌，最痛的地方按摩 5~10 分鐘
3. 緩解（按摩）提肩胛肌 5 分鐘
4. 頭最長肌伸展運動
5. 上斜方肌伸展運動

落枕時，頭往單側看，對側會痛
的相關肌肉及反射痛區域

▶ 頭最長肌

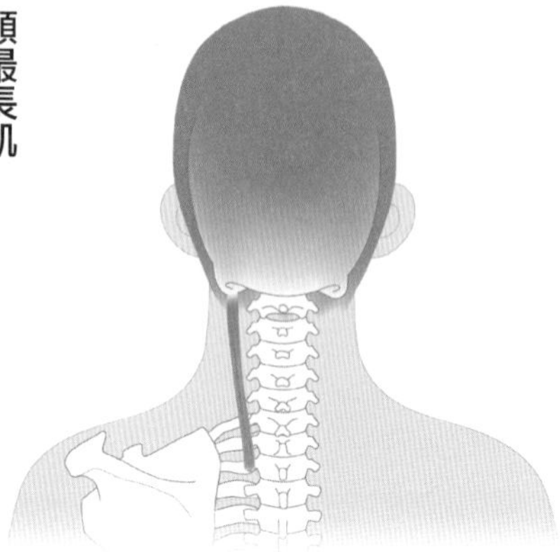

▶ 上斜方肌

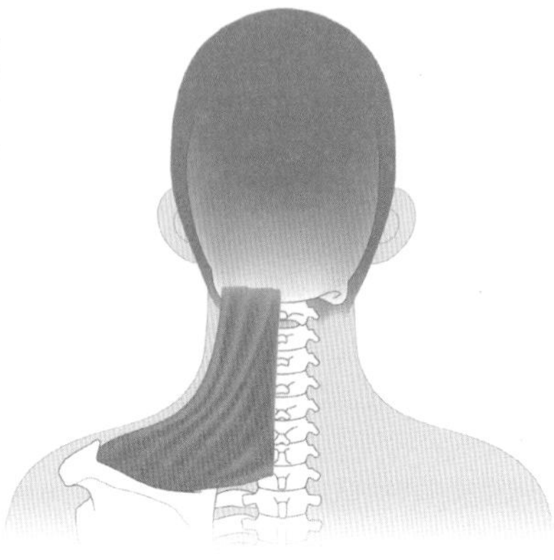

▶ 提肩胛肌

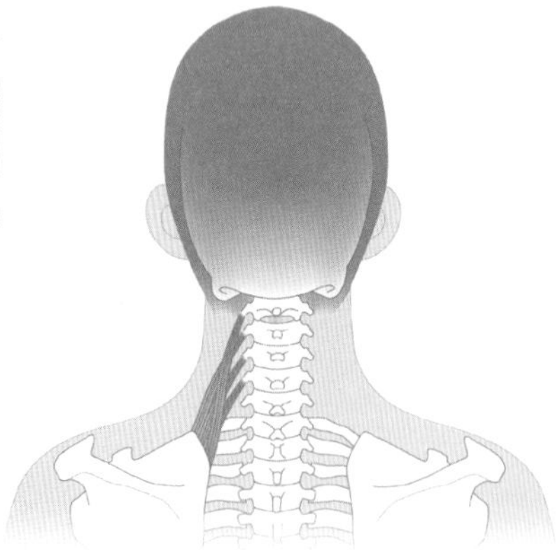

▶ 提肩胛肌反射痛區域

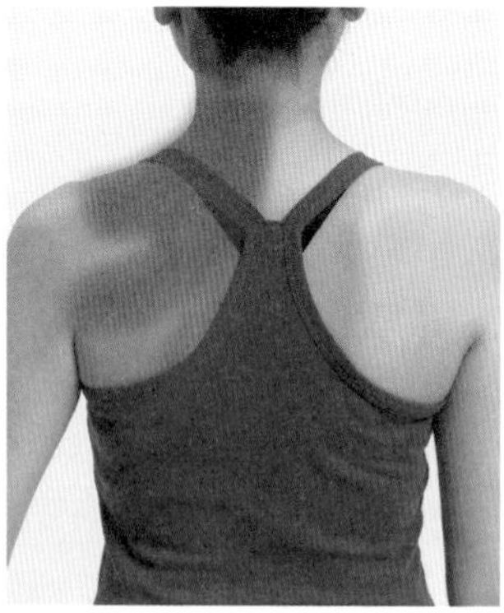

頭最長肌伸展運動

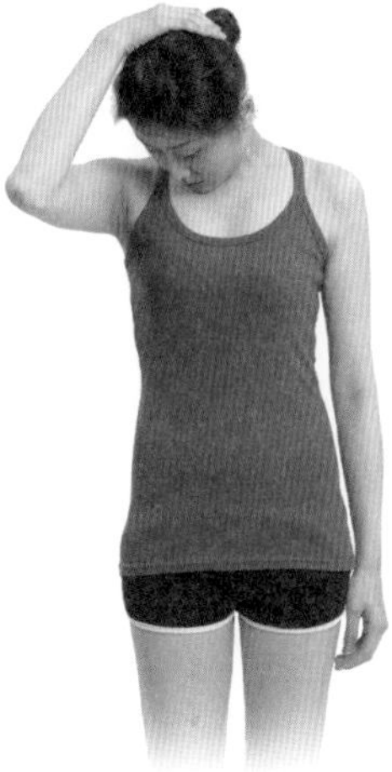

頭最長肌伸展運動

1. 頭往右前方低，眼睛朝腋下方向看，並以右手協助施力將頭往下壓。
2. 左側亦然。
3. 本運動最好以站姿進行。

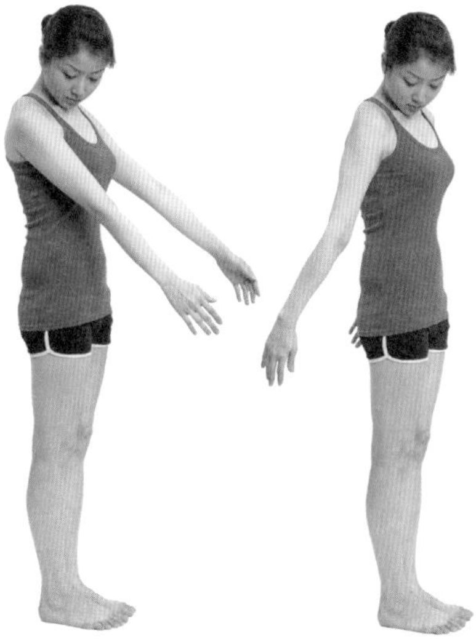

頭最長肌伸展運動

身體站直，雙手前後自然擺動，同時低頭面向腋下。

上斜方肌伸展運動

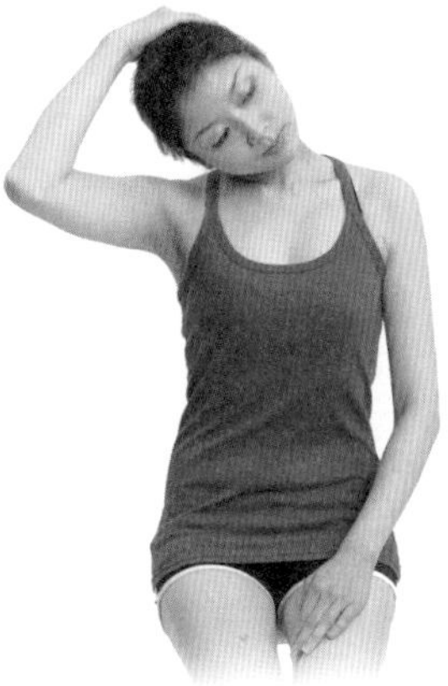

上斜方肌伸展運動

1. 頭往右斜，並以右手協助將頭往右側壓。進行時，臉朝前方，維持15~20秒。左側亦然。

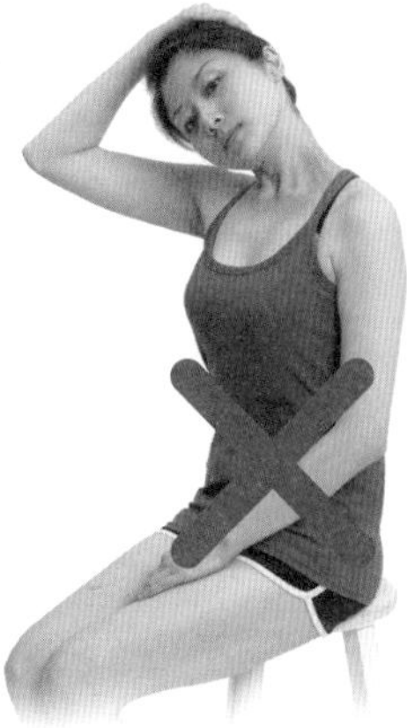

錯誤動作：若眼睛往上看，無法伸展到上斜方肌。

▶脖子正後方、後腦勺下方痛

這部位的疼痛與四種肌肉有關：後腦勺下面的枕下諸肌、脖子後側連接肩部的上斜方肌、提肩胛肌、頸部伸直肌群。當我們確認脊椎並按壓關鍵十部位後，再找找這四種肌肉哪個最痛，然後按壓十分鐘即可。

1. **枕下諸肌**有問題，可伸展或直接揉壓枕下諸肌，時間以不超過十分鐘為原則，頂多再按摩頭頂筋膜，就可解除疼痛。
2. **上斜方肌**所造成後腦勺的疼痛，幾乎都來自於手臂正面的肱二頭肌，所以要從二頭肌開始按揉，時間一樣頂多十分鐘，然後再按上斜方肌。
3. **提肩胛肌**所造成後頸部的疼痛，大多是因為手臂後面肱三頭肌有問題造成的，所以要先從三頭肌開始按揉，時間持續最多十分鐘，然後再按提肩胛肌。
4. **頸部後側頸部伸直肌群**有問題，可以按肩胛骨中間區域即可。

肩頸酸痛跟這麼多肌肉相關，要如何做自我判斷呢？首先，可以自己按壓左右兩隻手臂，看前側或後側哪一邊較酸、較痛？如果前側較痛，也就是二頭肌比較痛，那麼就是上斜方肌出了問題。若是後側比較痛，也就是三頭肌比較痛，那麼是提肩胛肌有問題。提肩胛肌的位置在背後，採用坐姿很難按得到，必須躺著或趴著才行，但可以透過伸展方式紓解。如果兩邊手臂肌肉沒有太特別的不舒服，就可以找找枕下諸肌或頸部伸直肌群是否有明顯疼痛感，以此判別究竟是哪一塊肌肉造成頸後的酸痛。

緩解步驟：

1. **關鍵十部位**各按摩 20~30 下，或是 0.5~1 分鐘
2. 枕下諸肌／上斜方肌／提肩胛肌／頸部伸直肌群，最痛的地方按摩 5~10 分鐘
3. 枕下諸肌舒緩按摩運動
4. 上斜方肌伸展運動
5. 提肩胛肌伸展運動
6. 頸部伸直肌群伸展運動
7. 肱二頭肌伸展運動
8. 肱三頭肌伸展運動

脖子正後方、後腦勺下方痛
的相關肌肉及反射痛區域

▶ 枕下諸肌

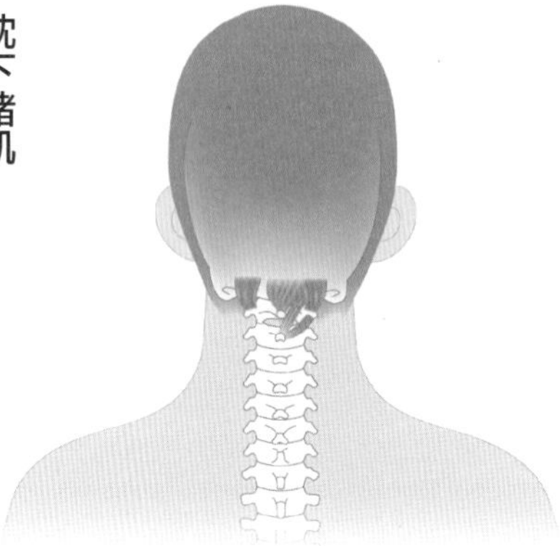

▶ 枕下諸肌反射痛區域

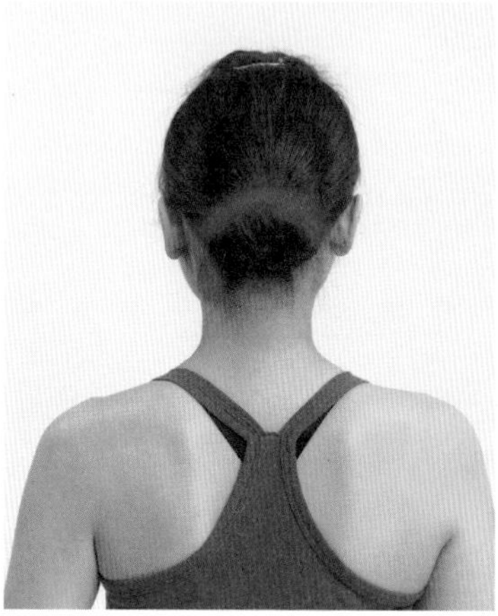

▶ 上斜方肌

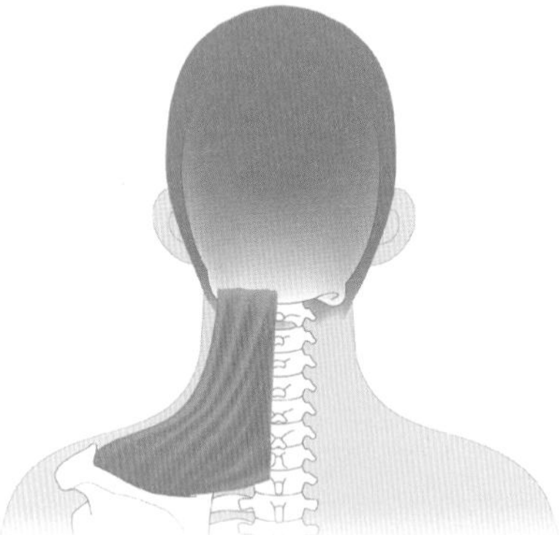

▶ 上斜方肌反射痛區域

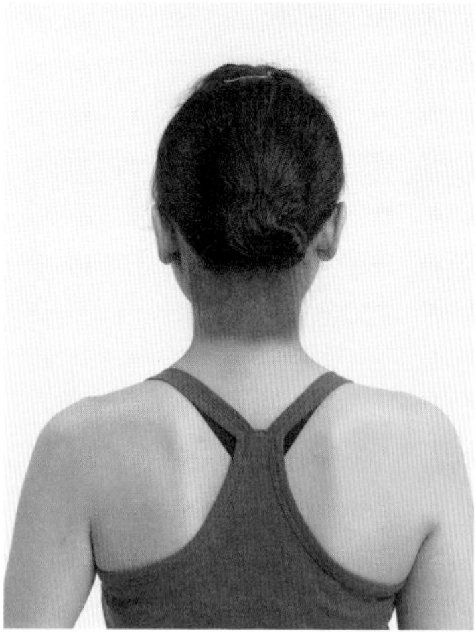

脖子正後方、後腦勺下方痛
的相關肌肉及反射痛區域

▶ 肱二頭肌

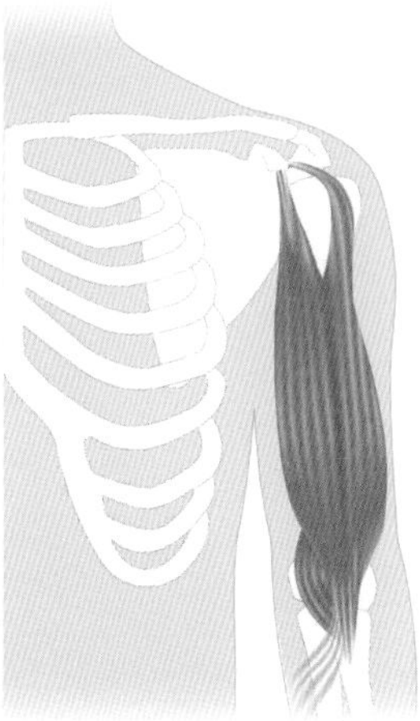

▶ 肱二頭反射痛區域

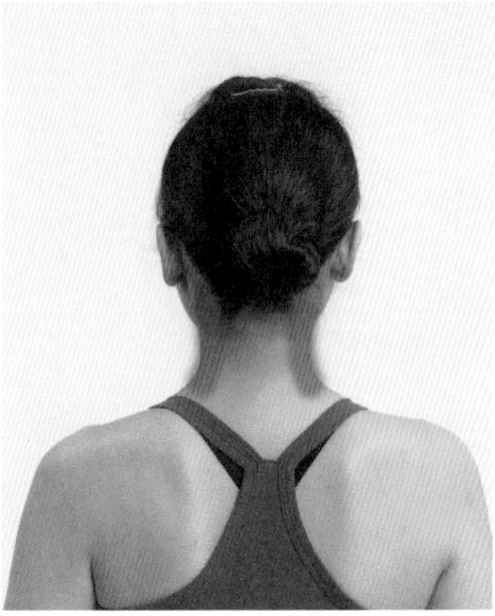

▶ 提肩胛肌

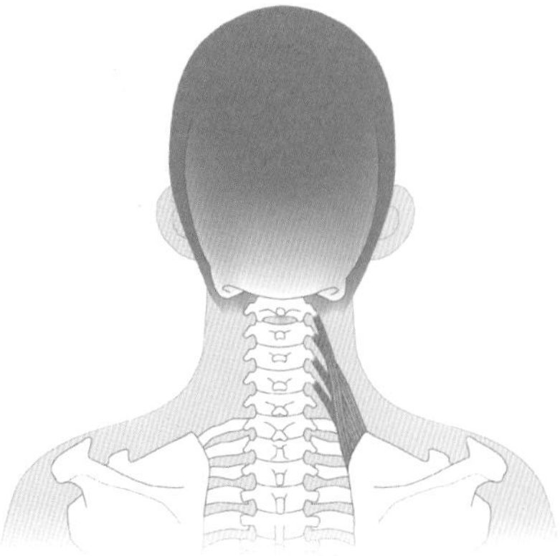

▶ 提肩胛肌反射痛區域

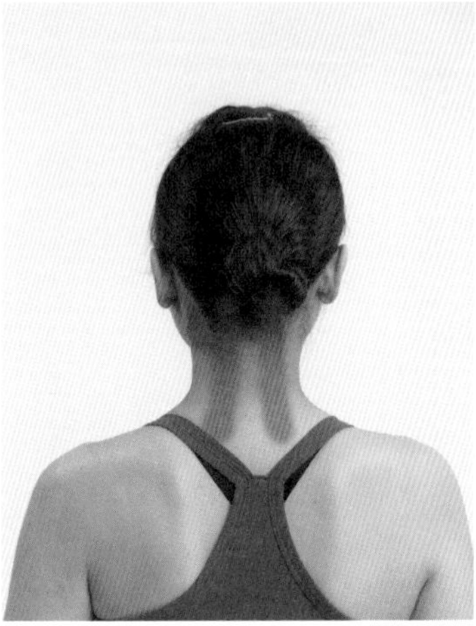

脖子正後方、後腦勺下方痛
的相關肌肉及反射痛區域

▶ 肱三頭肌

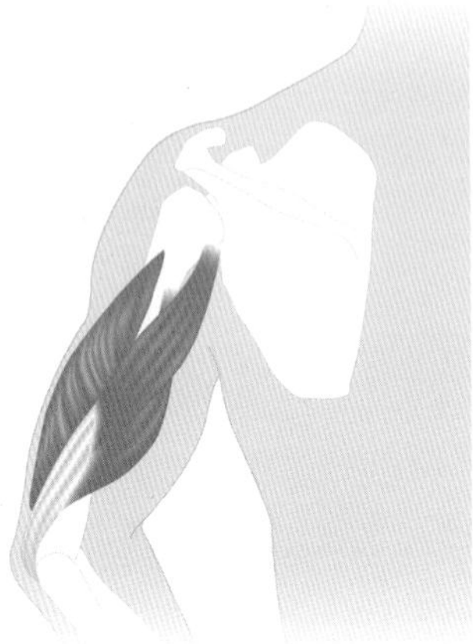

▶ 肱三頭肌反射痛區域

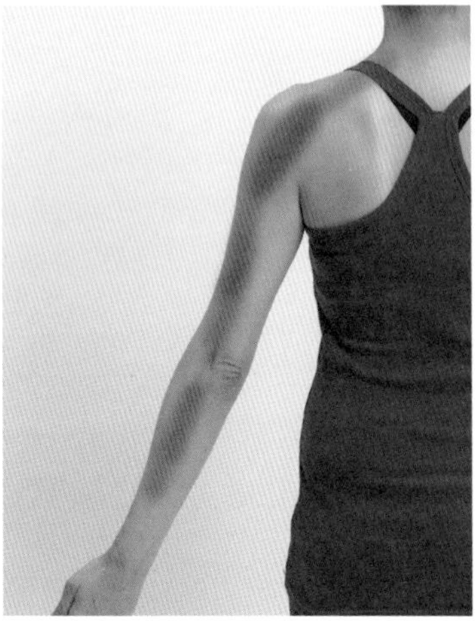

▶ 頸部伸直肌群

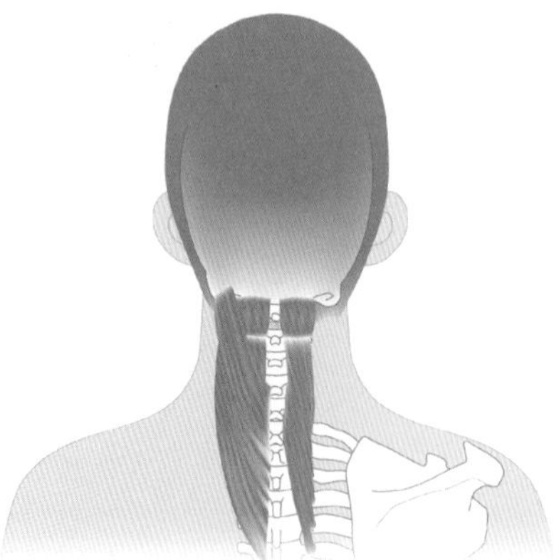

▶ 頸部伸直肌群反射痛區域

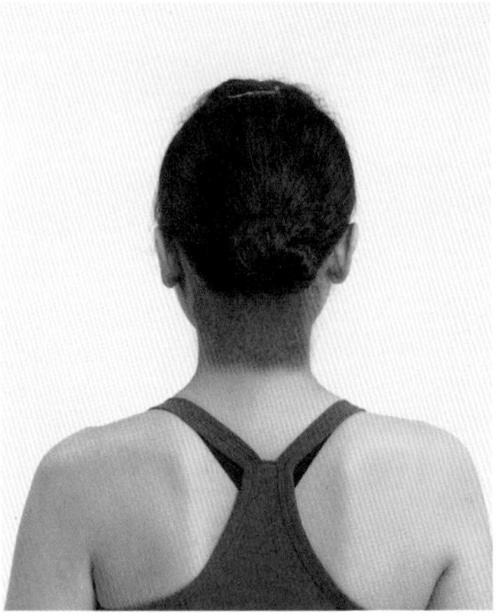

枕下諸肌舒援按摩運動

1

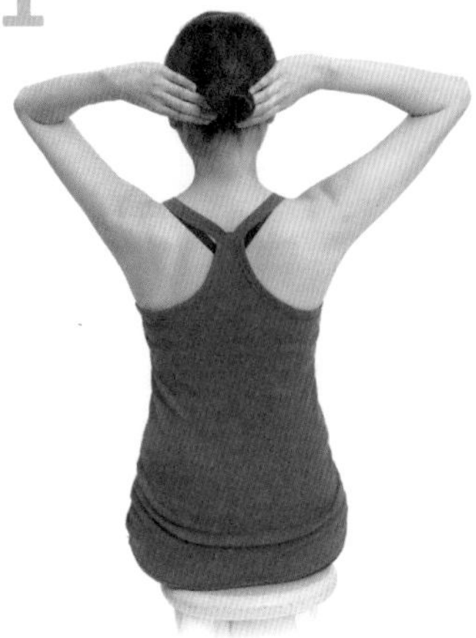

2

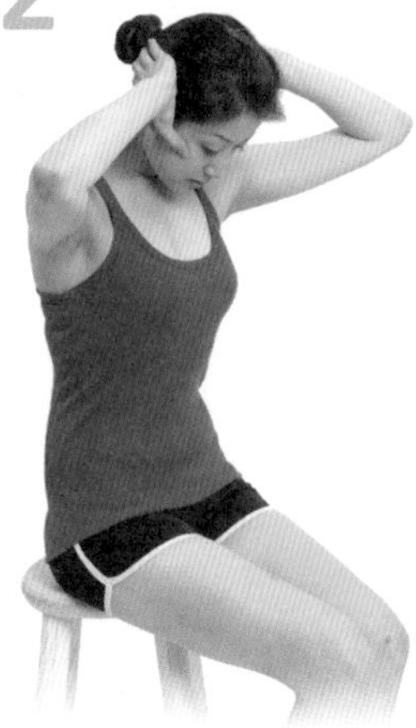

枕下諸肌舒緩按摩運動

1. 坐於椅子上，頭往下低，以雙手掌抱住頭部。
2. 虎口對準耳朵，拇指置於臉頰旁，以其他四指大力按壓頭部肌肉。

上斜方肌伸展運動

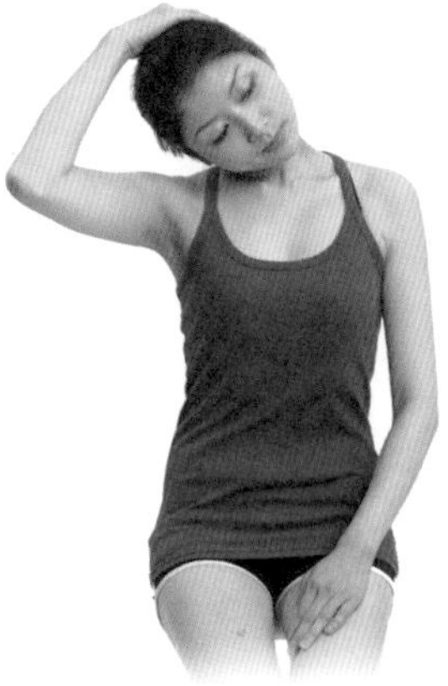

上斜方肌伸展運動

1. 頭往右斜，並以右手協助將頭往右側壓。進行時，臉朝前方，維持15~20秒。左側亦然。

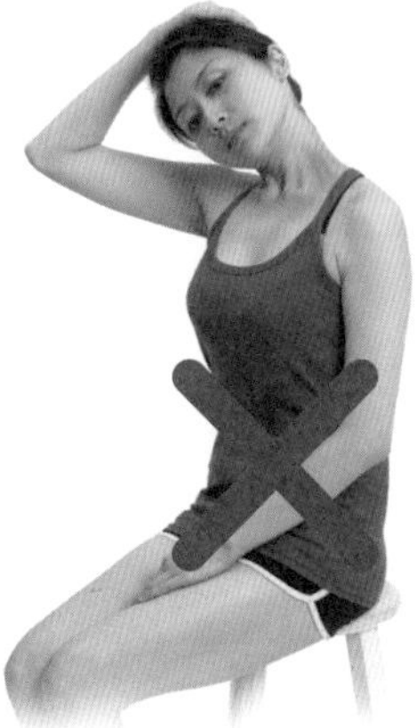

錯誤動作：若眼睛往上看，無法伸展到上斜方肌。

提肩胛肌伸展運動

1

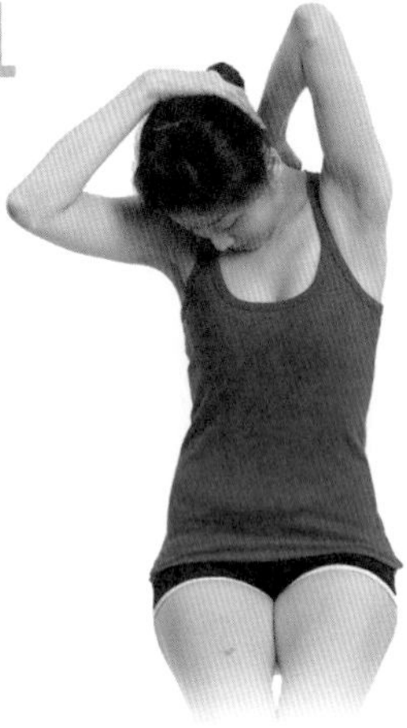

2

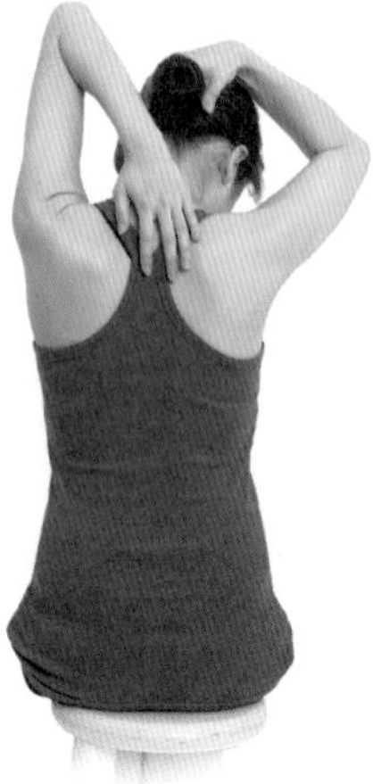

提肩胛肌伸展運動

1. 臉略轉向右方約45度，接著低頭往下看。以右手置於後腦勺，略施加壓力往下壓。
2. 左手向上伸直，以手指尖端觸摸肩胛區域。此姿勢維持15~20秒，之後再換邊。

頸部伸直肌群伸展運動

1

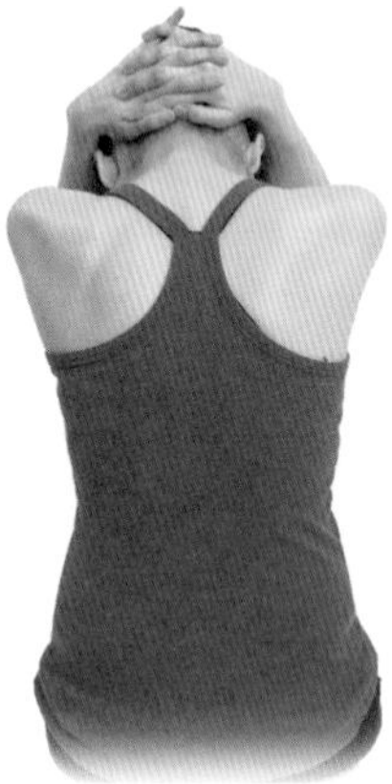

2

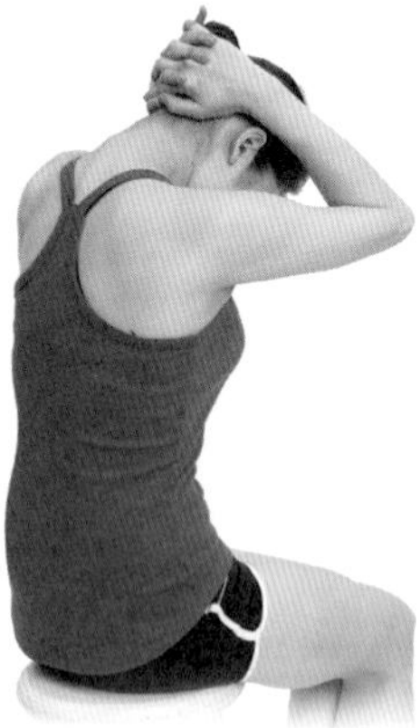

頸部伸直肌群伸展運動

1. 雙手手指交握，抱住後腦杓，略施力往下壓。維持15~20秒。

肱二頭肌伸展運動

1

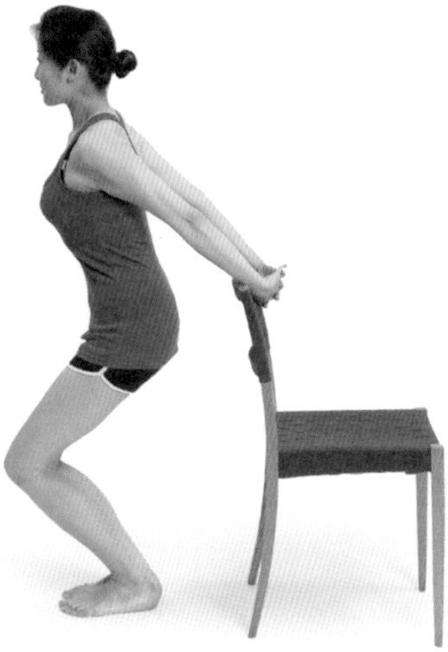

2

3

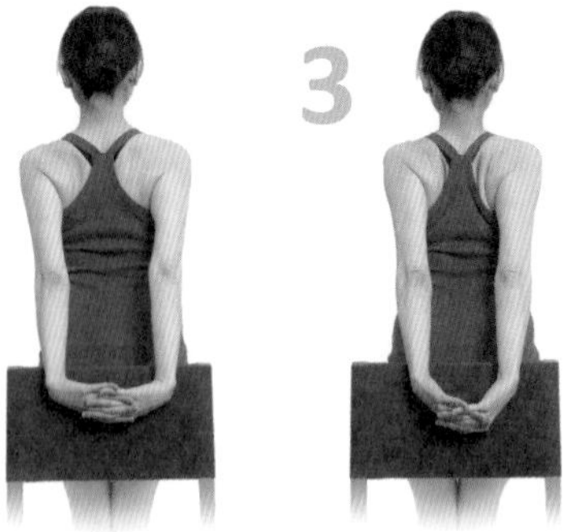

胸小肌結合肱二頭肌伸展運動

1. 手往後伸，雙手手指交扣，手掌向上，置於椅背上，手記得要伸直。屈膝下蹲，維持5～8秒後站起，反覆10次。

2+3. 蹲下時，肩胛用力往中間夾緊，再放鬆，藉此訓練肱二頭肌。

肱三頭肌伸展運動

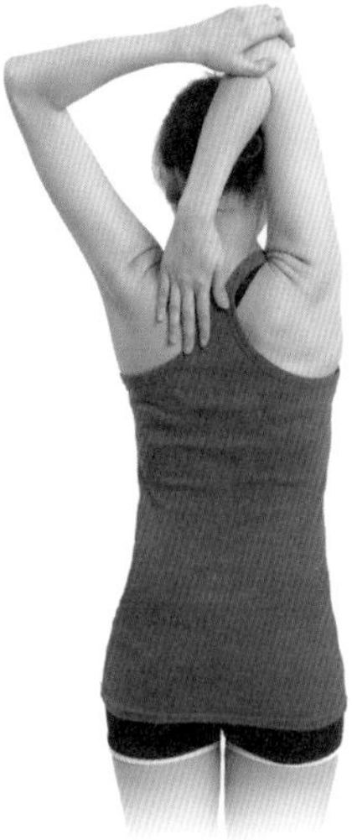

肱三頭肌伸展運動

1. 上身挺直，眼睛直視正前方。右手向上伸直，以指尖觸摸肩胛區域。
2. 左手手掌協助將右手肘往左側拉，讓右手臂的內側肌肉盡量拉直。維持15~20秒。之後換邊做。

▶ 脖子下方兩側的點痛

長期這兩點會痛的人，大約六成是因為頭最長肌僵硬，其他則與豎脊肌、提肩胛肌相關。

1. **頭最長肌：**若是此處出了問題，要先揉耳朵後方頭部筋膜，再去按摩痛點本身。這個原理類似吊橋，大家多半只看到吊橋懸吊的鋼索或纜繩，很少注意到埋到兩側峭壁岩石深層的部分，其實埋在底下的基樁是最重要的。所以當脖子下方兩側的點發生疼痛時，要先按摩耳後連接在頭皮區域的筋膜，將它鬆開，才能緩解脖子下方兩側點的疼痛。
2. **豎脊肌：**豎脊肌位於脊椎兩邊，非常長，可從腰部脊椎兩側縫隙開始揉，一直往上按。
3. **提肩胛肌：**若為提肩胛肌引起的脖子下方兩側痛，則要按壓後腦枕骨底部區域緩解。

只要按壓以上區域，找出是哪一塊肌肉最痛，再加以按摩或做伸展運動，就可消除脖子下方兩側點的疼痛。

緩解步驟：

1. **關鍵十部位**各按摩 20~30 下，或是 0.5~1 分鐘
2. 頭最長肌／豎脊肌／提肩胛肌，最痛的地方按摩 5~10 分鐘
3. 頭最常肌伸展運動

4. 豎脊肌主動收縮運動

5. 提肩胛肌伸展運動

脖子下方兩側的點痛的相關肌肉及反射痛區域

頭最長肌

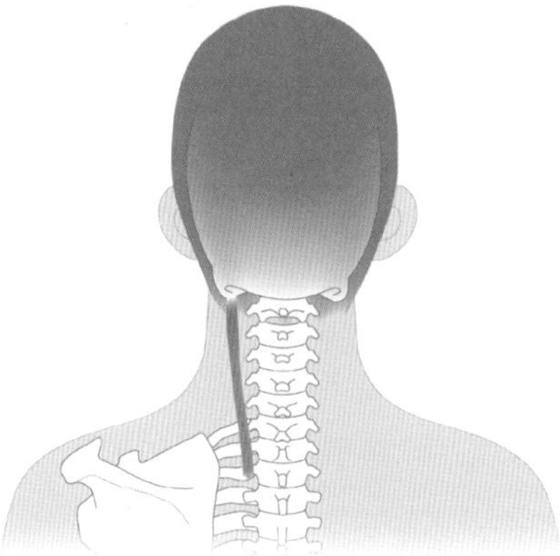

頭最長肌反射痛區域

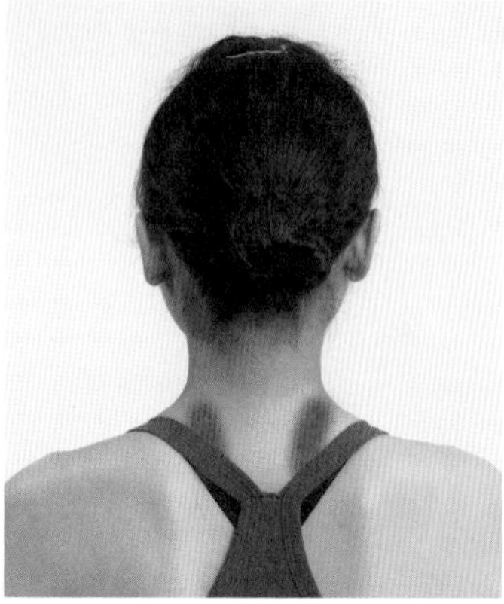

豎脊肌

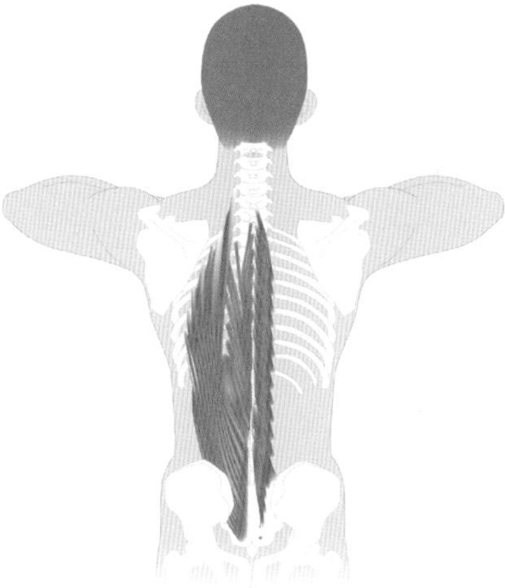

豎脊肌反射痛區域

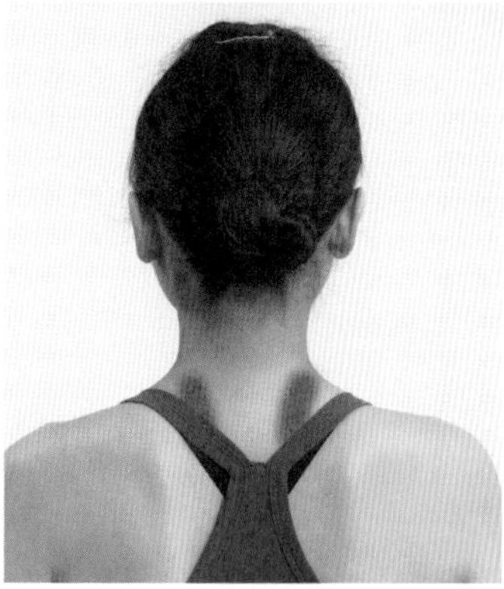

脖子下方兩側的點痛的相關肌肉及反射痛區域

▶ 提肩胛肌

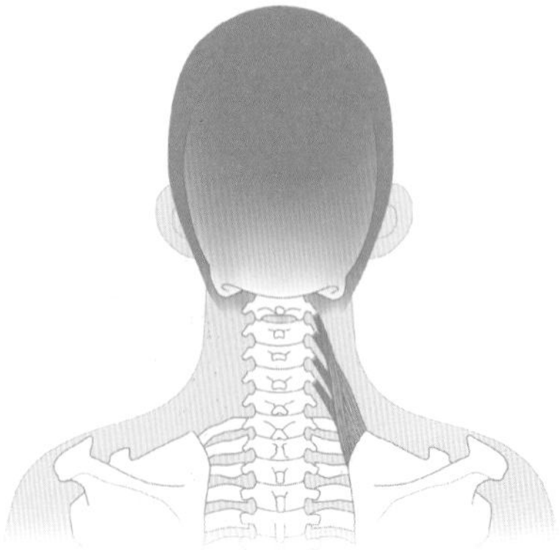

▶ 提肩胛肌反射痛區域

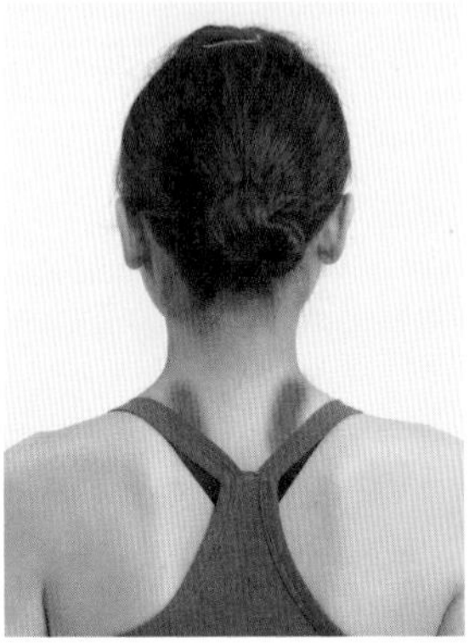

頭最長肌伸展運動

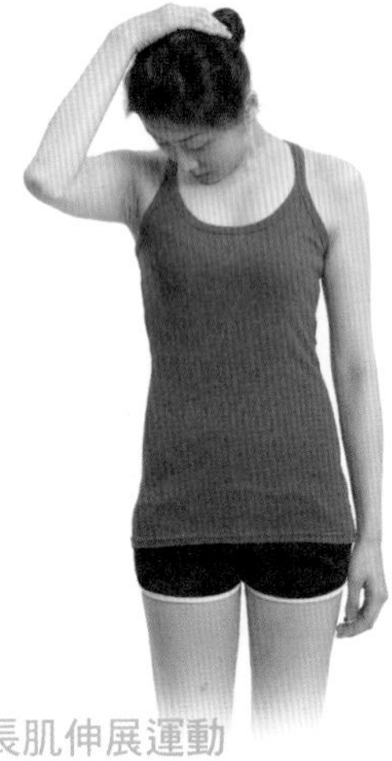

頭最長肌伸展運動

1. 頭往右前方低，眼睛朝腋下方向看，並以右手協助施力將頭往下壓。
2. 左側亦然。
3. 本運動最好以站姿進行。

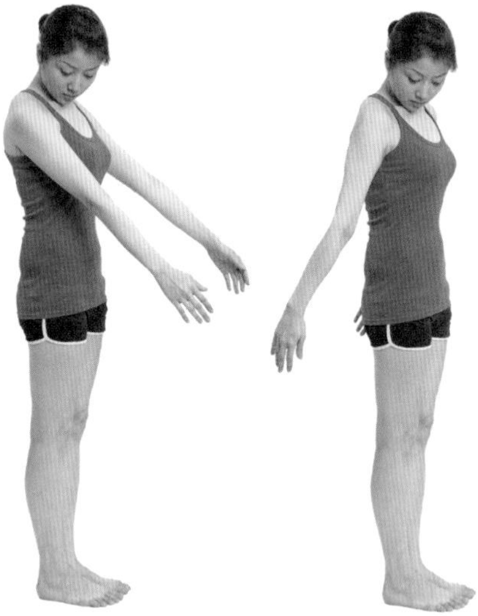

頭最長肌伸展運動

身體站直，雙手前後自然擺動，同時低頭面向腋下。

豎脊肌主動收縮運動

1

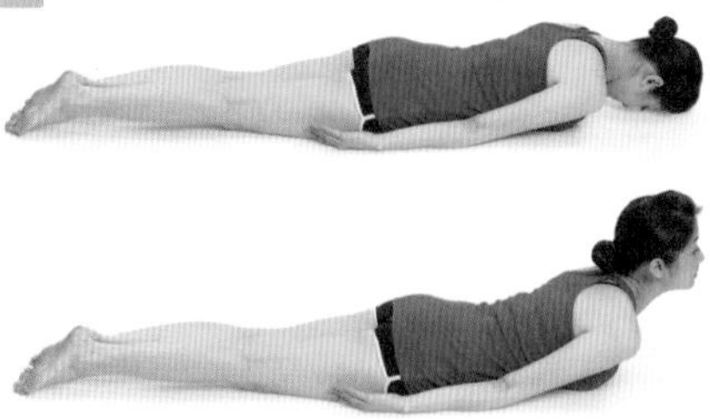

2

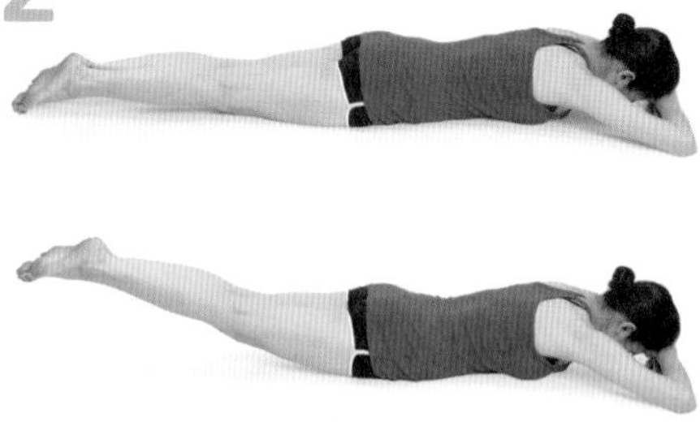

豎脊肌主動收縮運動

1-1. 趴於地上，雙手伸直置於身體兩側，雙腳併攏。

1-2. 利用背部的肌肉力，將頭抬起約60度，維持10秒。此動作可舒緩上部豎脊肌群。

2-1. 臉朝下，趴於地上，雙掌交疊置於額下，雙腳併攏。

2-2. 用力將雙腳抬起約45度，維持10秒。此動作可舒緩下部豎脊肌群。

提肩胛肌伸展運動

1

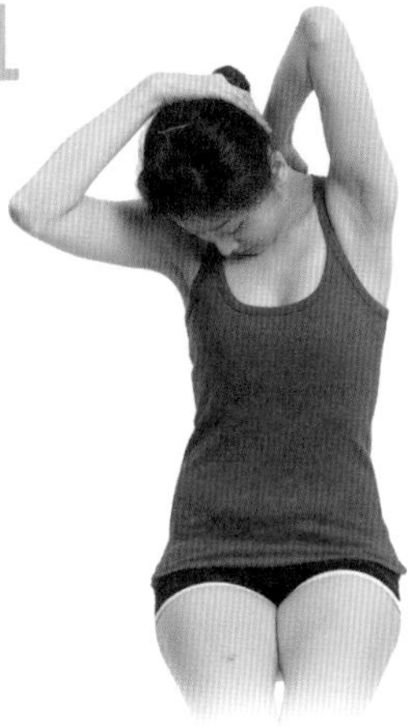

2

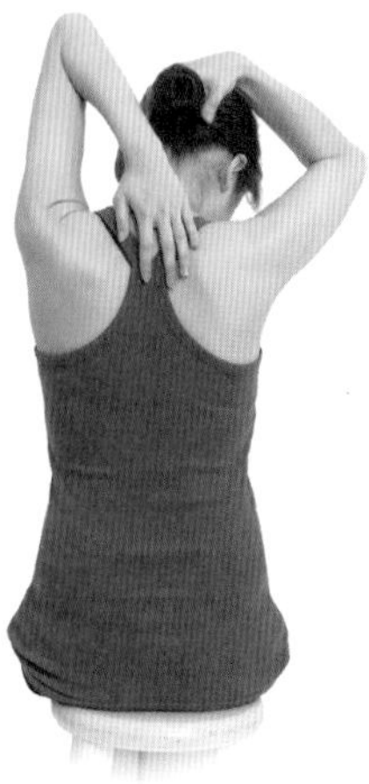

提肩胛肌伸展運動

1. 臉略轉向右方約45度，接著低頭往下看。以右手置於後腦杓，略施加壓力往下壓。
2. 左手向上伸直，以手指尖端觸摸肩胛區域。此姿勢維持15~20秒，之後再換邊。

▶ 肩部區域痛

肩膀是指脖子下方一直到肩胛骨下緣的水平區域，這個部位常因為姿勢不良或過度勞動而造成疼痛。由於大部分上班族每天工作最常用到的部位就是手與肩膀，久而久之，造成肩膀僵硬、疼痛的現象。與肩痠痛相關的肌肉有以下幾種，自我緩解的方式一樣是先按摩十關鍵部位，最後找出下面最疼痛的肌肉，再按摩或伸展它，就可以消除肩膀酸痛。

1. **頭最長肌**：先揉耳朵後方頭部筋膜，再去按摩痛點本身。
2. **上斜方肌**：先檢查枕下、後腦勺區域，再檢查肱二頭肌。
3. **提肩胛肌**：先檢查枕下、後腦勺區域，再檢查肱三頭肌。
4. **斜角肌**：先揉顳肌、再揉臉頰咀嚼肌。咀嚼肌就是用力咬合時，臉頰旁會變厚變硬的那塊，因為咬合磨牙而造成斜角肌出問題，故要先揉壓軟化顳肌與咀嚼肌後，最後再按摩斜角肌或伸展斜角肌，才能消除肩膀酸痛。
5. **旋轉肌群**：直接按摩棘上肌、棘下肌與三頭肌。

緩解步驟：

1. **關鍵十部位**各按摩 20~30 下，或是 0.5~1 分鐘
2. 頭最長肌／上斜方肌／提肩胛肌／斜角肌／旋轉肌群，最痛的地方按摩 5~10 分鐘
3. 頭最長肌伸展運動

4. 上斜方肌伸展運動
5. 提肩胛肌伸展運動
6. 斜角肌伸展運動
7. 旋轉肌群主動收縮運動
8. 肱二頭肌伸展運動
9. 肱三頭肌伸展運動

肩部區域痛的相關肌肉及反射痛區域

頭最長肌

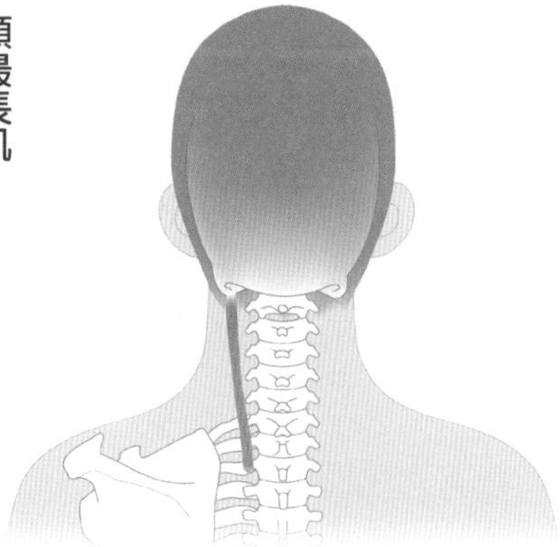

頭最長肌反射痛區域

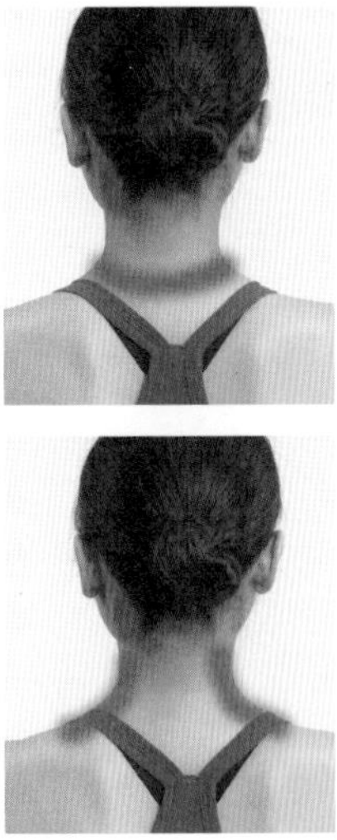

肩部區域痛的相關肌肉及反射痛區域

▶ 上斜方肌

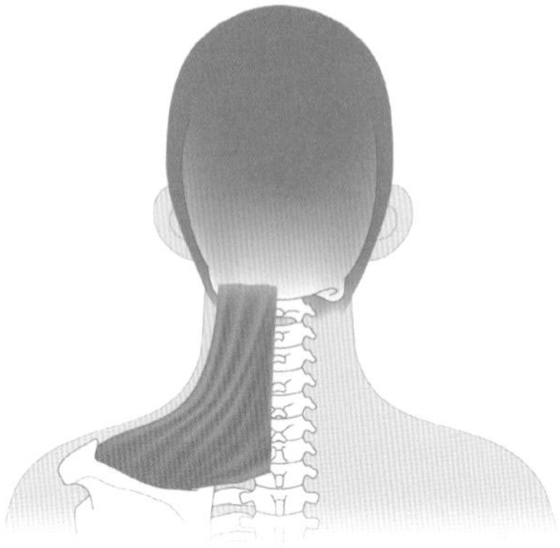

▶ 上斜方肌反射痛區域

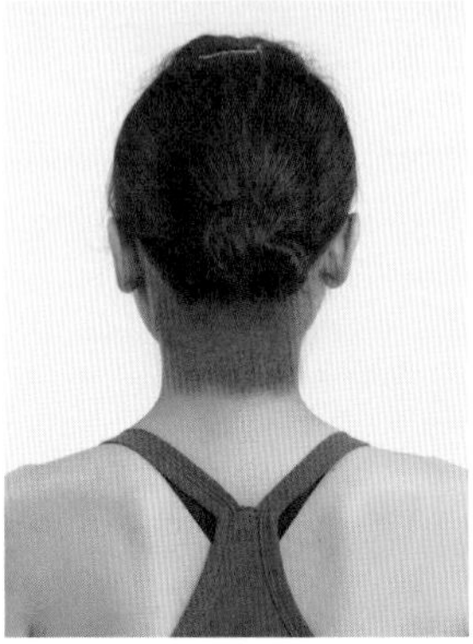

▶ 肱二頭肌

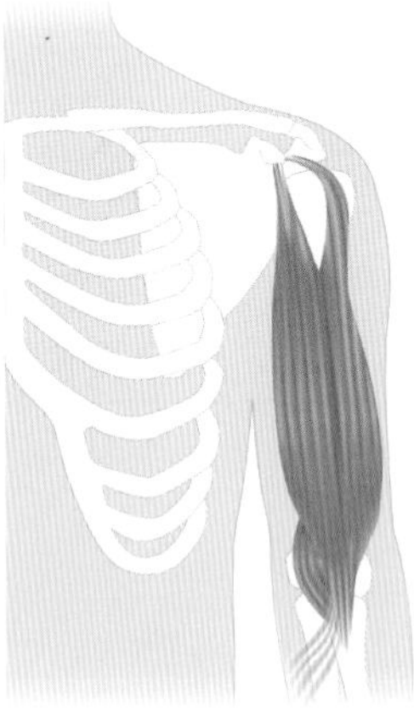

▶ 肱二頭肌反射痛區域

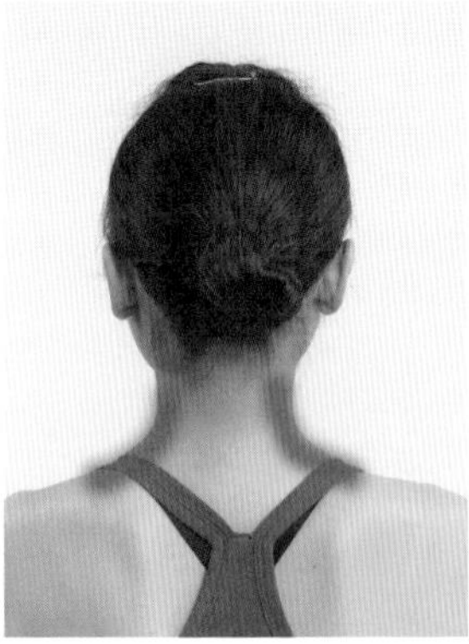

肩部區域痛的相關肌肉及反射痛區域

▶ 提肩胛肌

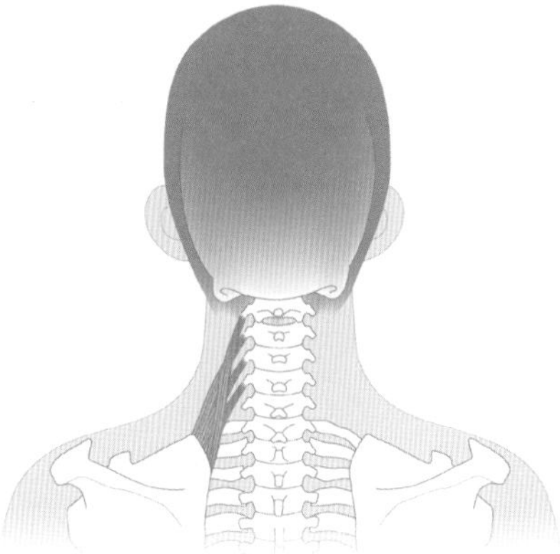

▶ 提肩胛肌反射痛區域

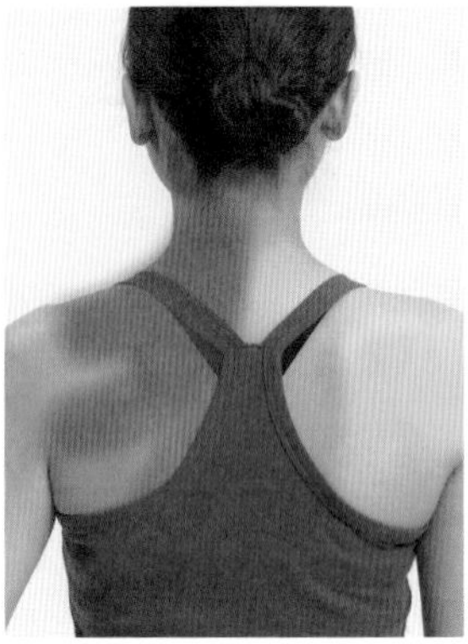

▶ 肱三頭肌

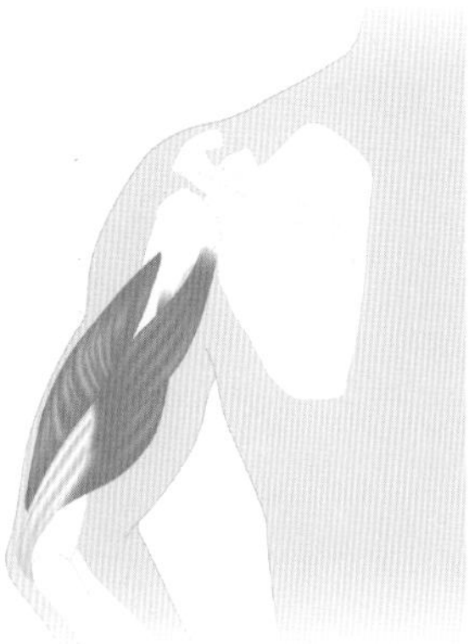

▶ 肱三頭肌反射痛區域

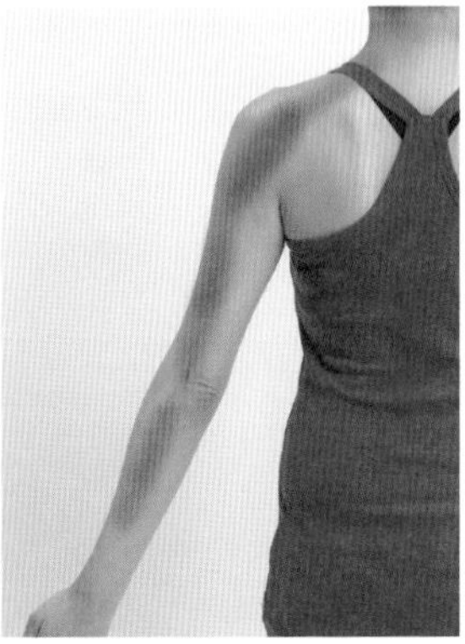

肩部區域痛的相關肌肉及反射痛區域

▶ 斜角肌

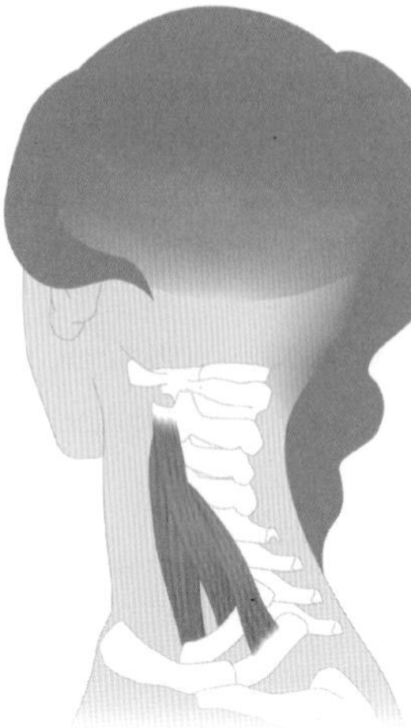

▶ 斜角肌反射痛區域

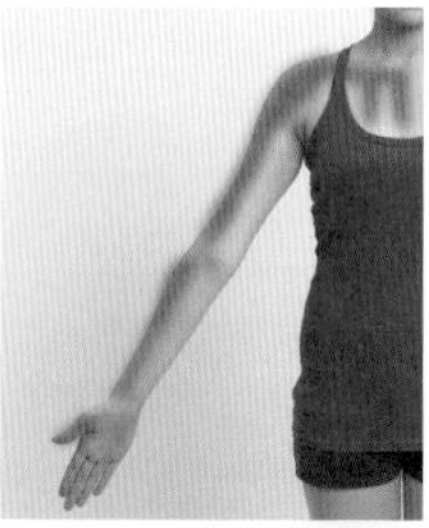

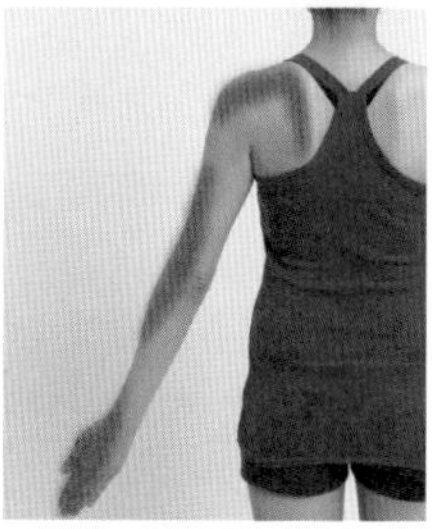

▶ 旋轉肌

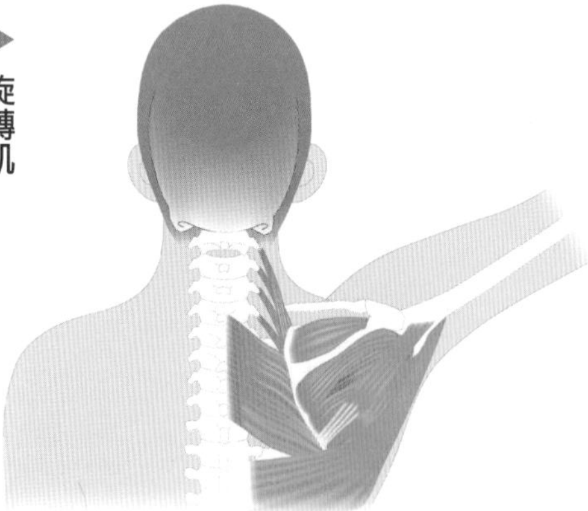

▶ 旋轉肌反射痛區域

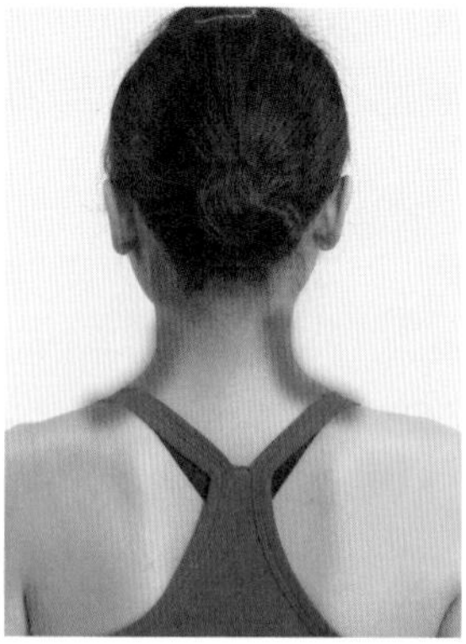

頭最長肌伸展運動

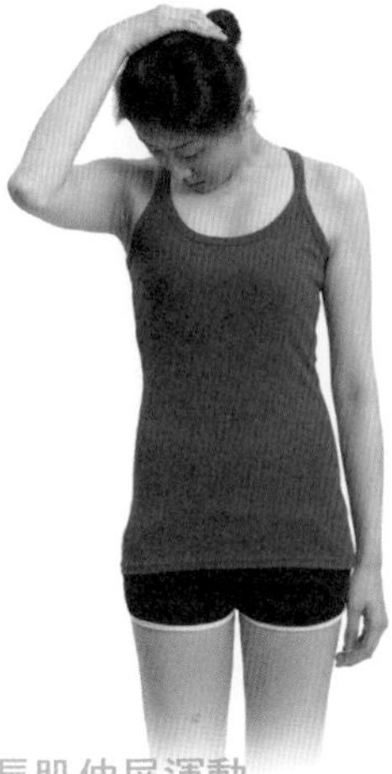

頭最長肌伸展運動

1. 頭往右前方低，眼睛朝腋下方向看，並以右手協助施力將頭往下壓。
2. 左側亦然。
3. 本運動最好以站姿進行。

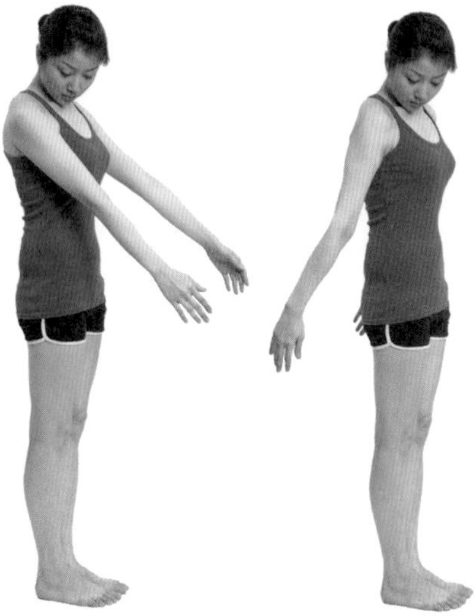

頭最長肌伸展運動

身體站直，雙手前後自然擺動，同時低頭面向腋下。

上斜方肌伸展運動

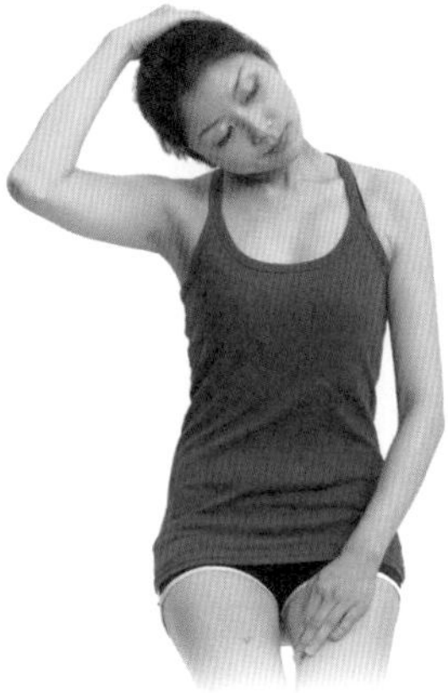

上斜方肌伸展運動

1. 頭往右斜，並以右手協助將頭往右側壓。進行時，臉朝前方，維持15~20秒。左側亦然。

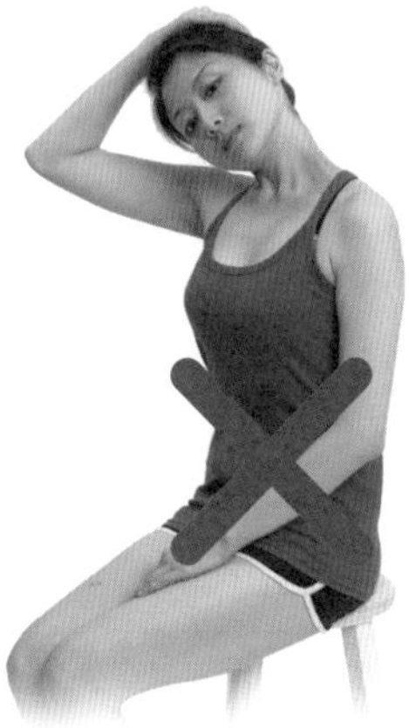

錯誤動作：若眼睛往上看，無法伸展到上斜方肌。

提肩胛肌伸展運動

1

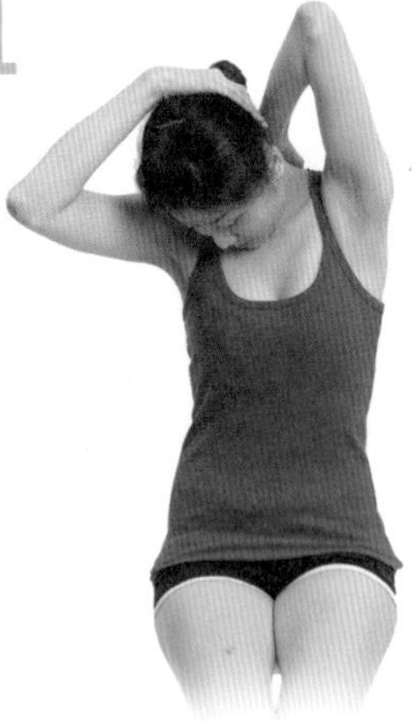

2

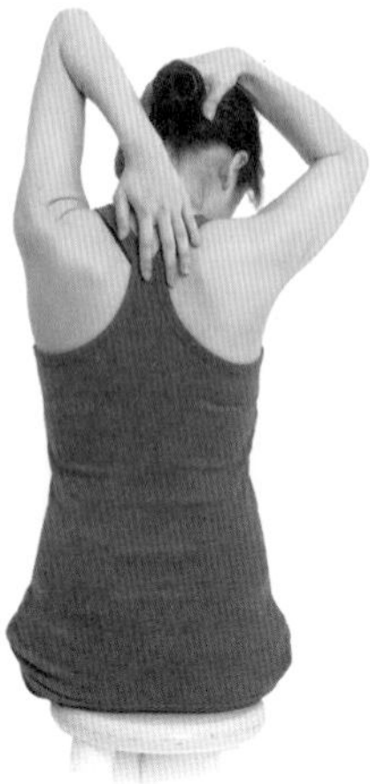

提肩胛肌伸展運動

1. 臉略轉向右方約45度，接著低頭往下看。以右手置於後腦杓，略施加壓力往下壓。
2. 左手向上伸直，以手指尖端觸摸肩胛區域。此姿勢維持15~20秒，之後再換邊。

斜角肌伸展運動

1

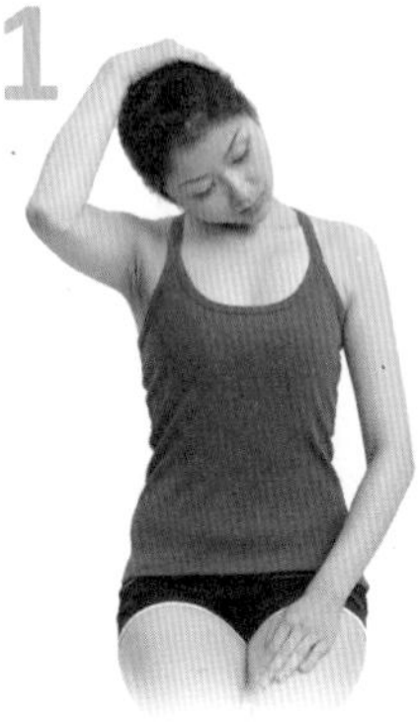

2

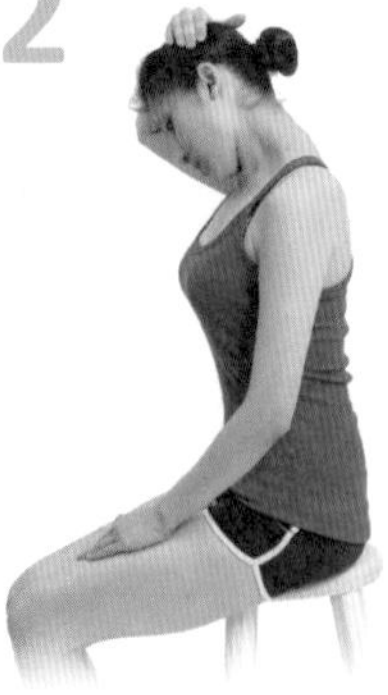

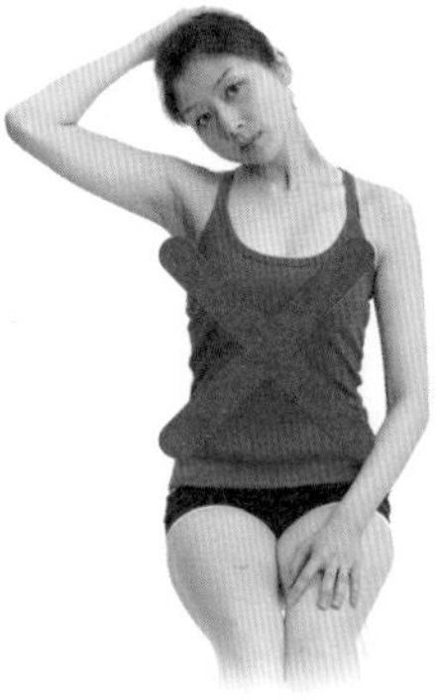

斜角肌伸展運動

1. 頭往右斜，並以右手協助將頭往右側壓。進行時，臉稍稍朝下，眼睛自然朝下看。維持15~20秒。左側亦然。

錯誤動作：
若將臉抬起、眼睛往上看的話，無法伸展到斜角肌。

旋轉肌群主動收縮運動

1

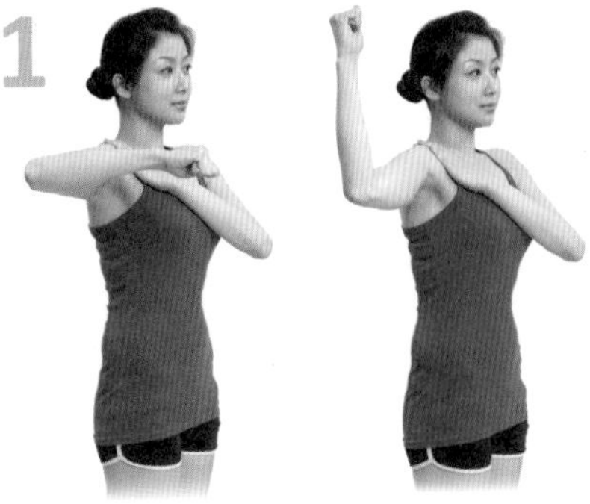

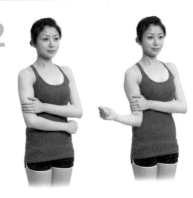

2

旋轉肌群主動收縮運動

1. 右手肘抬起，讓上手臂與地面平行，左手置於右側的鎖骨旁。前臂往上抬、再回到原先位置，如此反覆做15次。反側亦然。

2. 右手緊貼身體，前臂置於腹部前約略平行於地面，左手置於右手上臂協助穩定。前臂往外轉（注意上手臂仍要緊貼身體）、再回到原先位置，如此反覆做15次。反側亦然。

肱二頭肌伸展運動

1

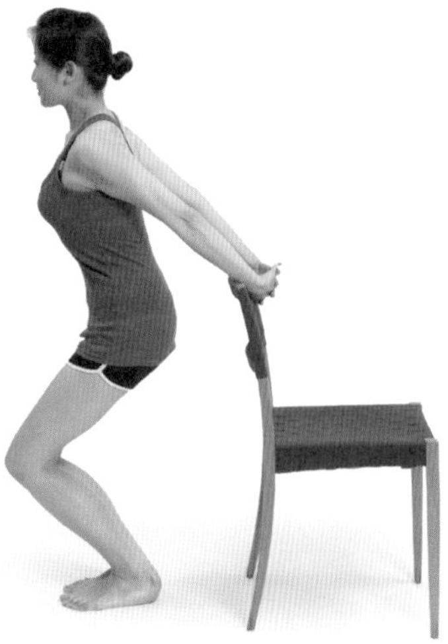

2

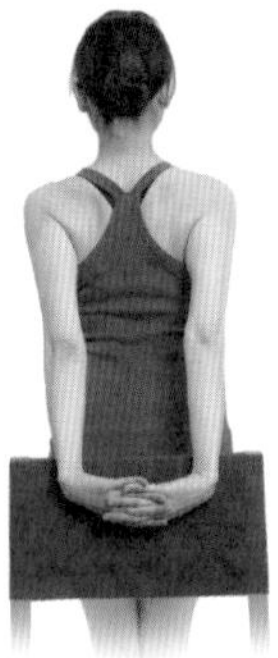

3

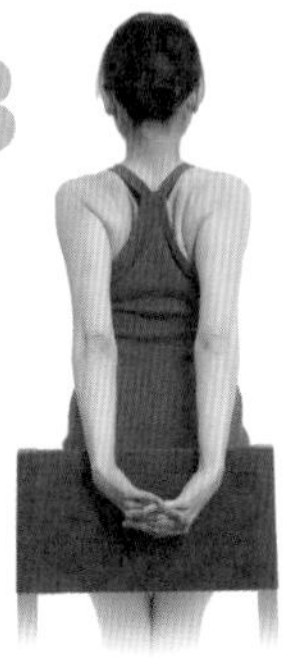

胸小肌結合肱二頭肌伸展運動

1. 手往後伸，雙手手指交扣，手掌向上，置於椅背上，手記得要伸直。屈膝下蹲，維持5～8秒後站起，反覆10次。

2+3. 蹲下時，肩胛用力往中間夾緊，再放鬆，藉此訓練肱二頭肌。

肱三頭肌伸展運動

1

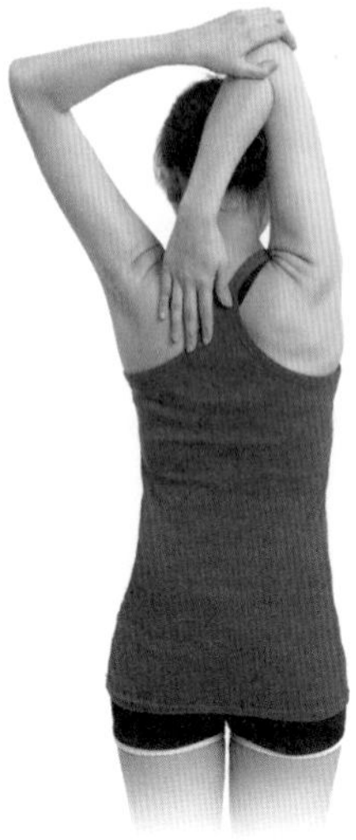

肱三頭肌伸展運動

1. 上身挺直，眼睛直視正前方。右手向上伸直，以指尖觸摸肩胛區域。
2. 左手手掌協助將右手肘往左側拉，讓右手臂的內側肌肉盡量拉直。維持15~20秒。之後換邊做。

▶ 五十肩

五十肩又稱「冰凍肩」（frozen shoulder），是屬於肩帶部位的受損及不適，易發生於五十歲左右的人。肩帶是全身活動度最大的關節，目前發生原因不明。我們常聽到這個名詞，卻不清楚究竟什麼是五十肩。

如果沒有明顯的外傷，也沒有跌倒、或是肩膀扭傷的印象，但手竟然慢慢抬不起來，也就是**不明原因且漸進式的肩關節活動受限，才能稱為五十肩。**昨天還好好的，今天手卻舉不起來，並不能叫做五十肩。

五十肩患者並非手沒有力量，他們往往還可以提重物，但就是無法將手抬到肩部以上的某個角度，而且休息狀態下並不會感到疼痛。通常我們用三種方式檢測是否有五十肩。

1. **雙手向上平舉時，上手臂是否可以碰到耳朵**。
2. **做梳頭動作，或是手往耳朵後方，摸另一邊肩胛骨**。亦即將手放在後腦勺，但頭必須是正的，有人因為手上不去，頭會往一邊歪。
3. **抓癢的動作**。亦即是否能將手往後折，摸到另一邊肩胛骨下緣。

如果以上至少有一個做不到，我們就可定義為五十肩。輕度的五十肩患者可以自行緩解，但嚴重到某種程度，造成肩關節沾黏者，自己無法解決，一定要就醫。基本上，如果雙手向側邊抬起，且不聳肩，同時兩邊一樣水平的高度，為可自我緩解範圍；如果不一樣高，或偏向前方，就已經無法自我緩解，須就醫改善。

五十肩的自我檢查方式

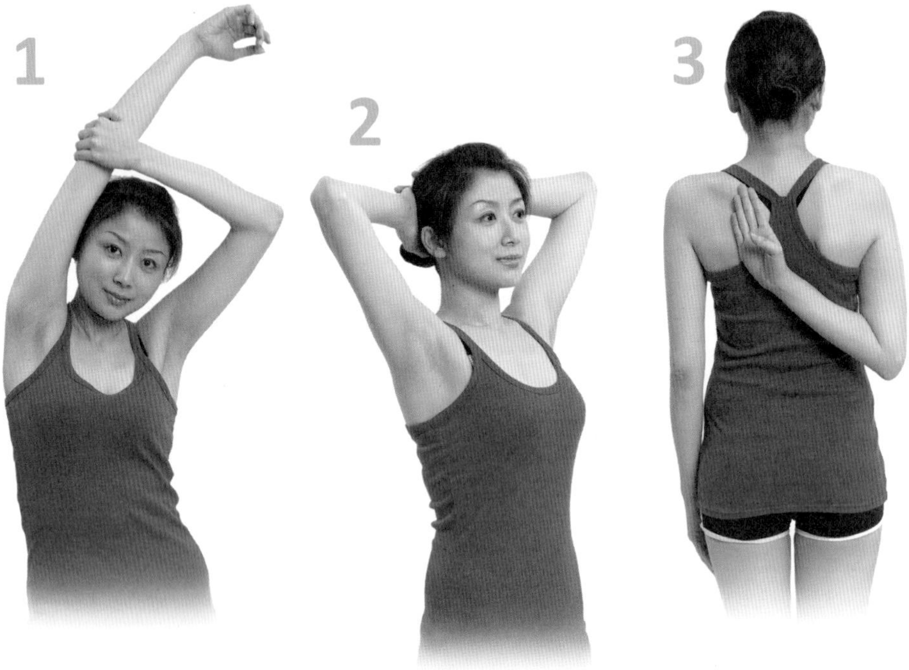

1. 手臂貼近耳朵（若無法完成乃大圓肌異常）
2. 兩眼正視前方，手置於腦後，兩肘外張（若無法完成乃胸大肌異常）
3. 手往背部折，摸另一邊肩胛骨下緣（若無法完成乃棘上肌異常）

自我緩解以上三種狀況各別說明如下：

1. **手臂向上伸直卻無法碰到耳朵：**屬於肩關節的屈曲，要特別放鬆腋下的大圓肌與闊背肌。
2. **無法梳頭髮者：**要放鬆胸大肌。
3. **抓癢障礙或女性無法雙手往後扣衣服：**要特別放鬆肩胛骨區域的旋轉肌群。

緩解步驟：

1. **關鍵十部位**各按摩 20~30 下，或是 0.5~1 分鐘
2. 大圓肌與闊背肌／胸大肌／旋轉肌群，最痛的地方按摩 5~10 分鐘
3. 胸大肌伸展運動
4. 旋轉肌群主動收縮運動

五十肩的相關肌肉

▶ 大圓肌

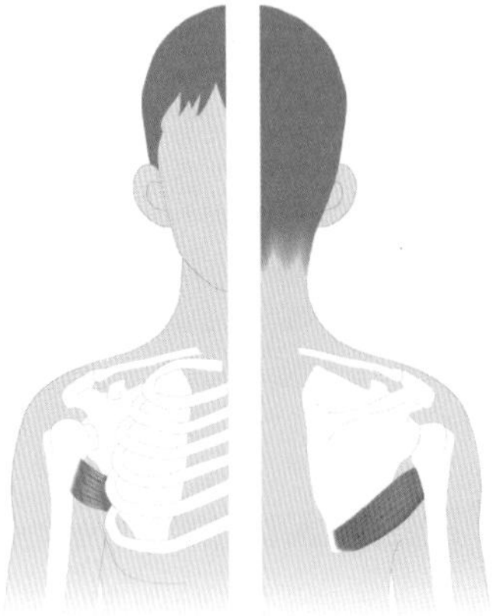

▶ 胸大肌

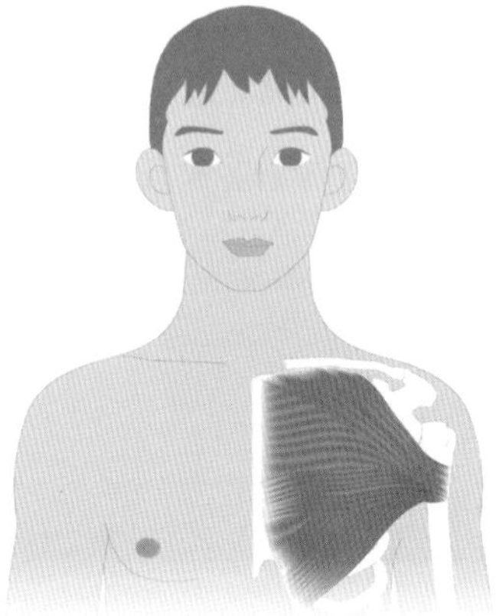

▶ 肩胛骨區域的旋轉肌群

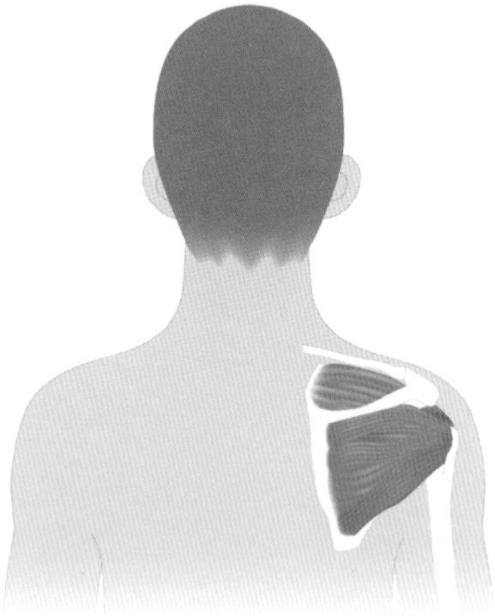

胸大肌伸展運動

1
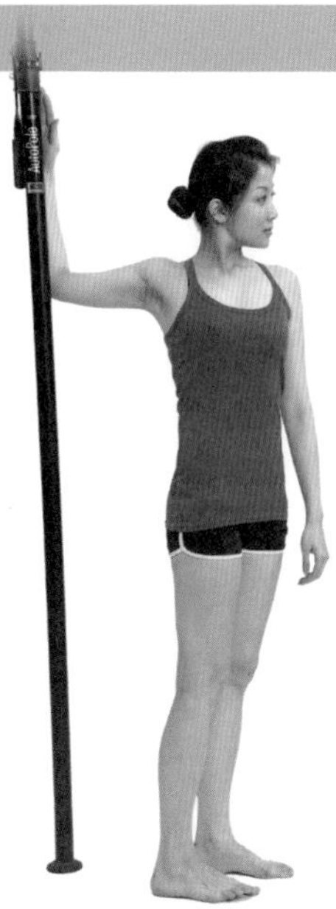

2
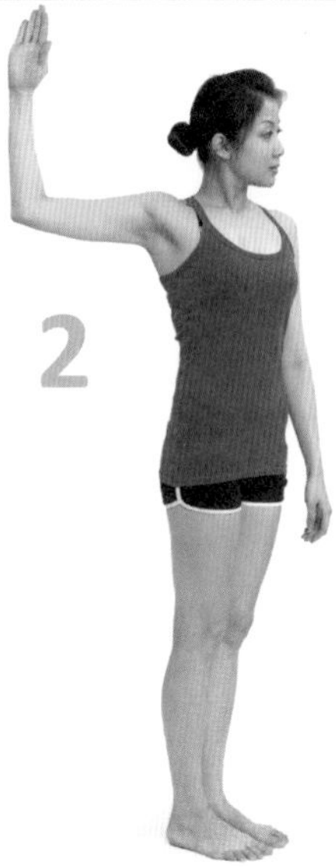

胸大肌伸展運動

1. 右手平舉上彎，呈90度，手掌和手臂內側緊貼在牆或柱子上。
2. 身體往左轉45度（腳尖跟身體要朝同一方向），感受胸大肌伸展的感覺。

旋轉肌群主動收縮運動

1
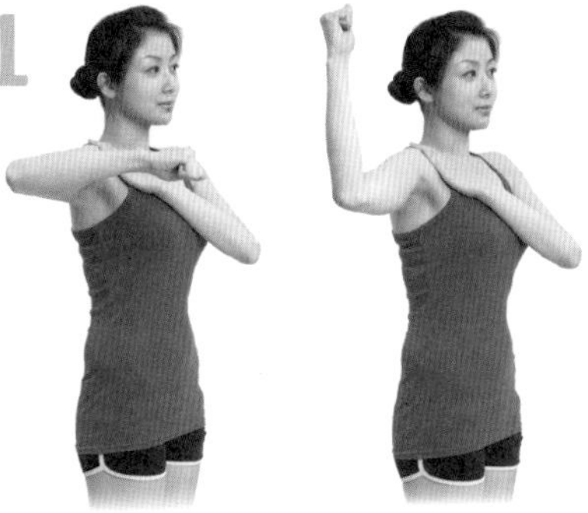

2
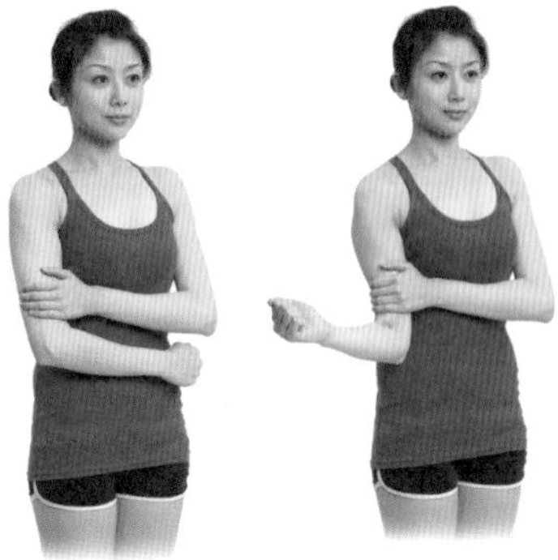

旋轉肌群主動收縮運動

1. 右手肘抬起，讓上手臂與地面平行，左手置於右側的鎖骨旁。前臂往上抬、再回到原先位置，如此反覆做15次。反側亦然。

2. 右手緊貼身體，前臂置於腹部前約略平行於地面，左手置於右手上臂協助穩定。前臂往外轉（注意上手臂仍要緊貼身體）、再回到原先位置，如此反覆做15次。反側亦然。

▶ 肩膀前側痛

肩膀前側指肩膀的最突出點，胸與手臂連結處。該處如果有酸痛現象，80% 都是肱二頭肌出問題，它與五十肩最大的不同是，雖然抬起會痛，但還是可以抬到最高的角度，其他動作即使有不適感，但都做得到。肱二頭肌有問題的話，須先分辨是旋前還是旋後有問題；也有少部分是棘上肌等旋轉肌的問題。進行棘上肌伸展運動時，手臂應盡量抬高。

因為肱二頭肌與旋後肌、旋前方肌相關，屬於十大關鍵部位，因此先按其他八個部位，**最後再按旋後肌、旋前方肌**。

緩解步驟：

1. **關鍵八部位**各按摩 20~30 下，或是 0.5~1 分鐘
2. 肱二頭肌（旋後肌、旋前圓肌、旋前方肌）／棘上肌，最痛的地方按摩 5~10 分鐘
3. 肱二頭肌（旋後肌、旋前圓肌、旋前方肌）伸展運動
4. 棘上肌伸展運動

肩膀前側痛的相關肌肉及反射痛區域

▶ 肱二頭肌

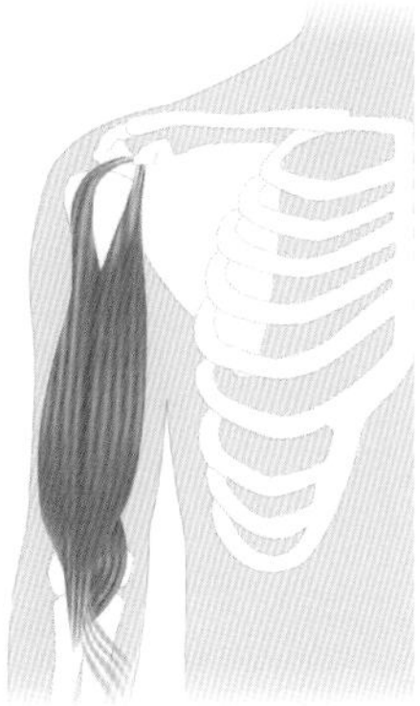

▶ 肱二頭肌反射痛區域

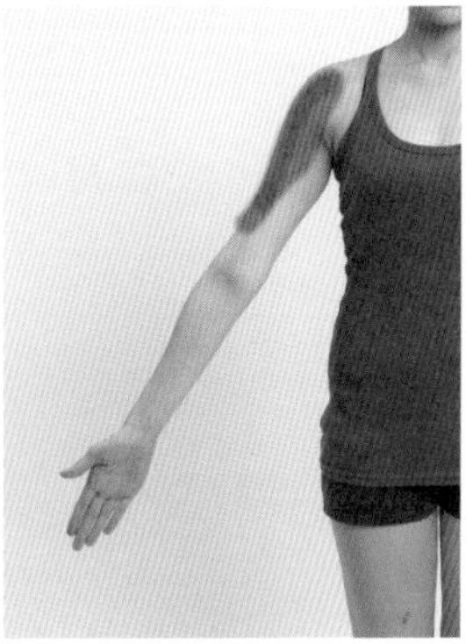

▶ 旋後肌

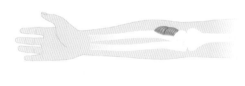

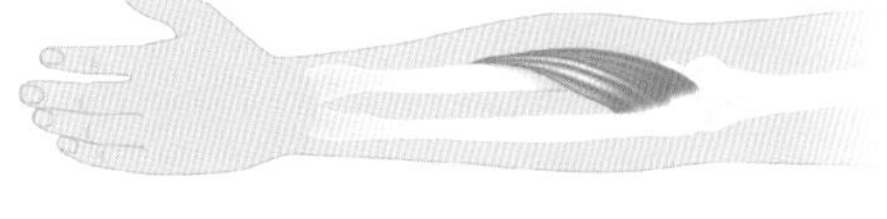

▶ 旋後肌反射痛區域

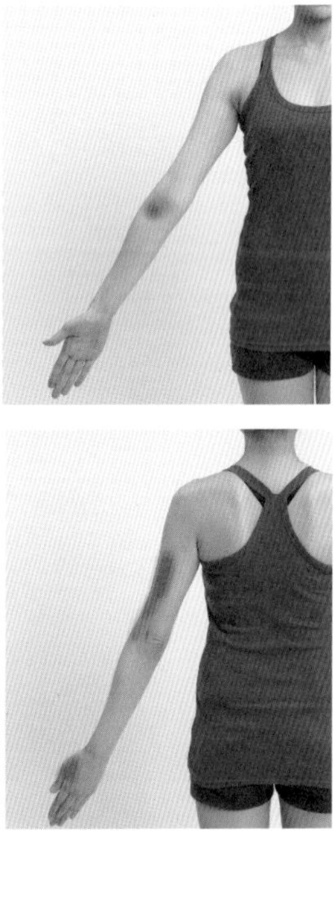

肩膀前側痛的相關肌肉及反射痛區域

▶ 旋前圓肌

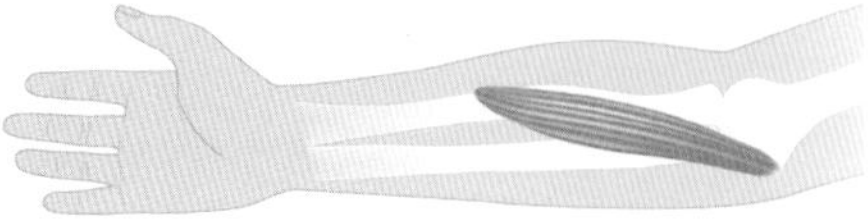

▶ 旋前圓肌反射痛區域

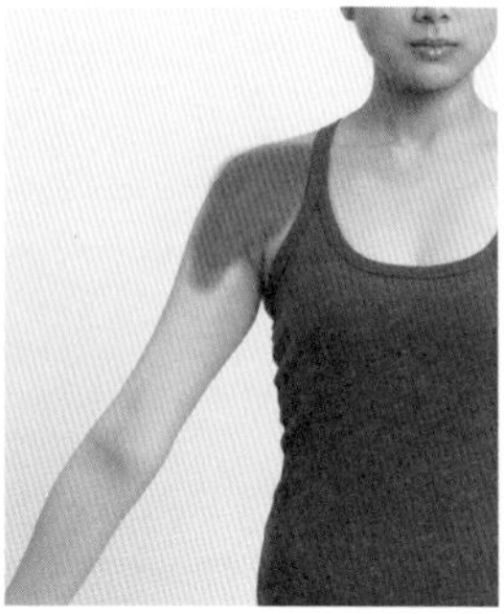

▶ 旋前方肌

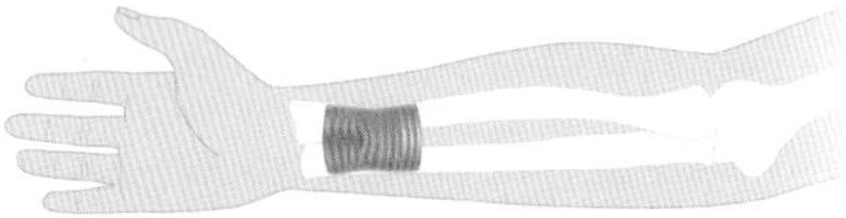

▶ 旋前方肌反射痛區域

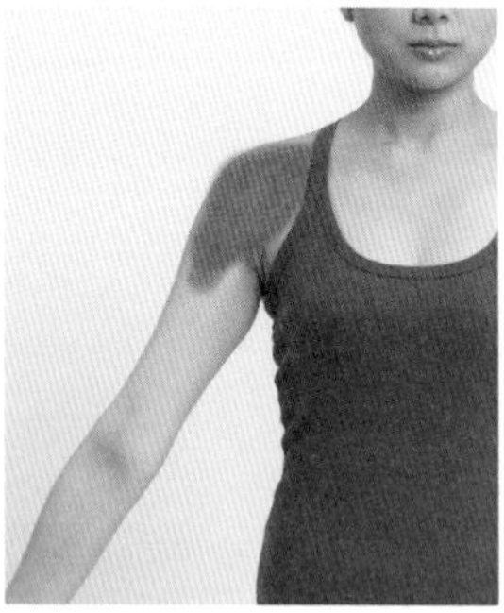

肩膀前側痛的相關肌肉及反射痛區域

▶ 棘上肌

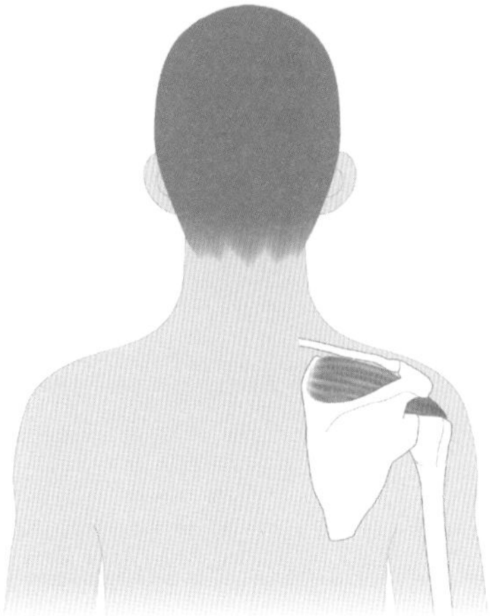

▶ 棘上肌反射痛區域

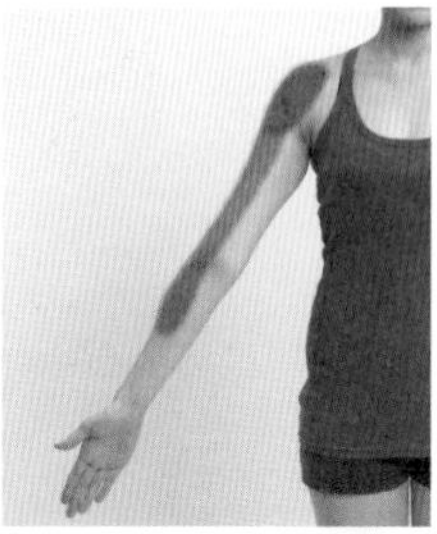

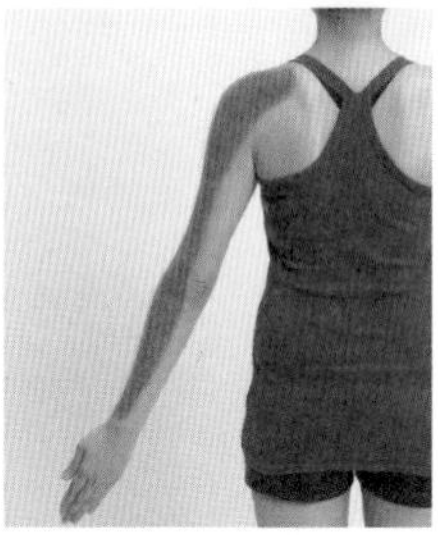

肱二頭肌伸展運動

1

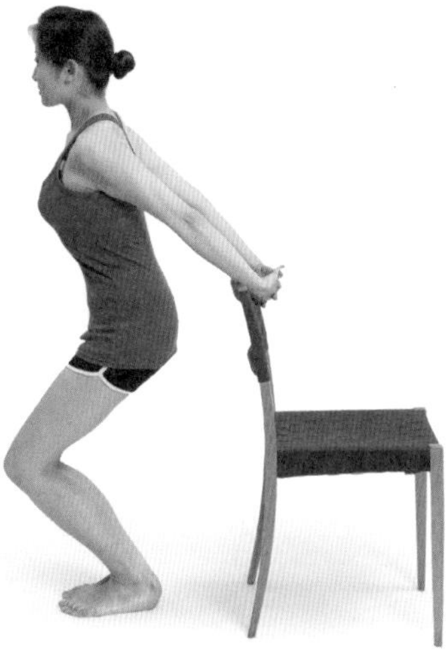

2

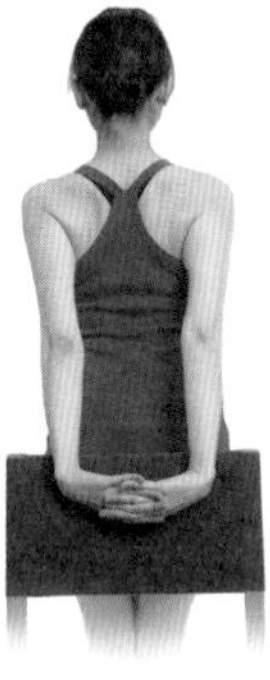

3

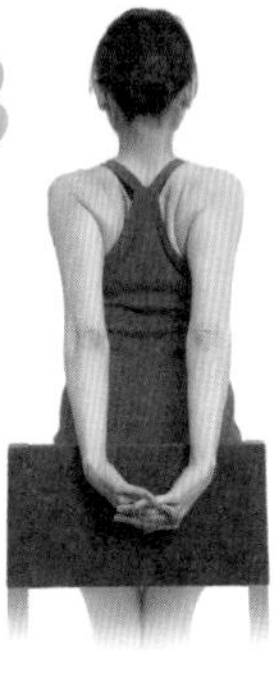

胸小肌結合肱二頭肌伸展運動

1. 手往後伸，雙手手指交扣，手掌向上，置於椅背上，手記得要伸直。屈膝下蹲，維持5～8秒後站起，反覆10次。

2+3. 蹲下時，肩胛用力往中間夾緊，再放鬆，藉此訓練肱二頭肌。

棘上肌伸展運動

1

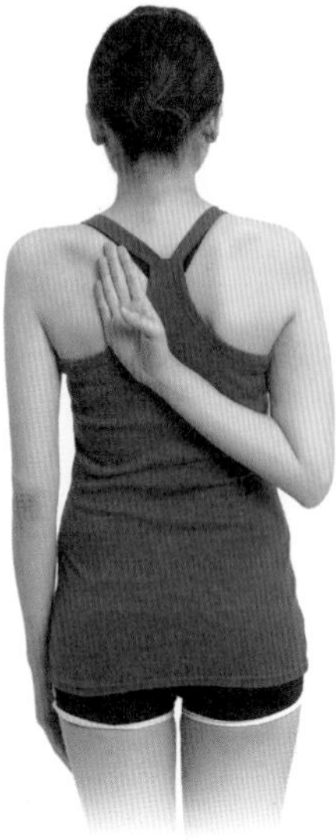

棘上肌伸展運動

右手伸到背部，手背貼背，以手指觸摸左側的肩胛骨區，手觸摸的位置愈高愈好。維持15～20秒。左手亦然。

Part 4

上肢酸痛緩解 DIY

◦高爾夫球肘與網球肘

所謂高爾夫球肘，是與小拇指同一邊手肘內側的疼痛。因為好發在打高爾夫球者身上，故俗稱高爾夫球肘。由於打高爾夫球時，揮擊過程中手臂內側要承受蠻大的力量，一瞬間往往容易造成壓力過大或使力不當，而且習慣用右手發力揮擊，故以右手患者居多。

網球肘則是指跟大拇指同一邊，手肘外側的疼痛。由於網球打反手拍過程中，並沒有像正手拍順利，揮拍過程使用過多伸腕肌群，容易使力不當或過度疲勞，造成疼痛。

患有以上兩種症狀者，很多人即使休息一段時間後也無法痊癒，原因往往不在於過度使用，而是橈骨或尺骨異位，以致長期下來無論怎麼休養都不會好。故若是有長期性的高爾夫球肘或網球肘症狀（超過三個月），基本上橈骨與尺骨的位置都已出現問題了。

骨架會異位有兩種原因，一是不當或突如其來的外力造成，此時肌肉容易受傷，發生肌腱炎，同時也容易使橈骨、尺骨異位。二是使橈骨、尺骨活動的肌肉，左右或上下不平衡，讓橈骨、尺骨所在位置造成偏差。

控制橈骨、尺骨位置，負責手肘運動最重要的是旋前肌與旋後肌。旋前肌或旋後肌有問題時，會伴隨著橈骨或尺骨異位，造成網球肘與高爾夫球肘。

當一個人患有高爾夫球肘或網球肘時，要看這兩個肌肉張力對不對，通常會以觸摸方式檢查，以無症狀那隻手為正常值，若兩隻手的肌肉張力不一樣，就要按摩揉壓紓解較緊的一邊。

控制旋後姿勢最重要的是肱二頭肌與旋後肌，這兩條肌肉張力不對時會導致橈骨跟肱骨、尺骨磨擦不正常。旋前姿勢則牽涉到兩條重要肌肉——旋前圓肌與旋前方肌。

因高爾夫球肘與網球肘與旋前方肌、旋後肌有關，屬於十關鍵部位，因此我們可以先按其他八部位，**最後再按旋前方肌、旋後肌**。

緩解步驟：

1. **關鍵八部位**各按摩 20~30 下，或是 0.5~1 分鐘
2. 肱二頭肌／旋後肌／旋前圓肌／旋前方肌，最痛的地方按摩 5~10 分鐘
3. 肱二頭肌伸展運動
4. 旋前肌／旋後肌主動收縮運動
5. 肱肌主動收縮運動

高爾夫球肘與網球肘的相關肌肉及反射痛區域

▶ 肱二頭肌

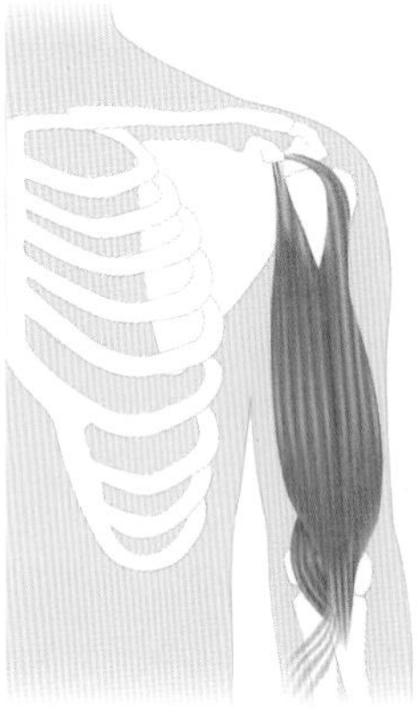

▶ 肱二頭肌反射痛區域

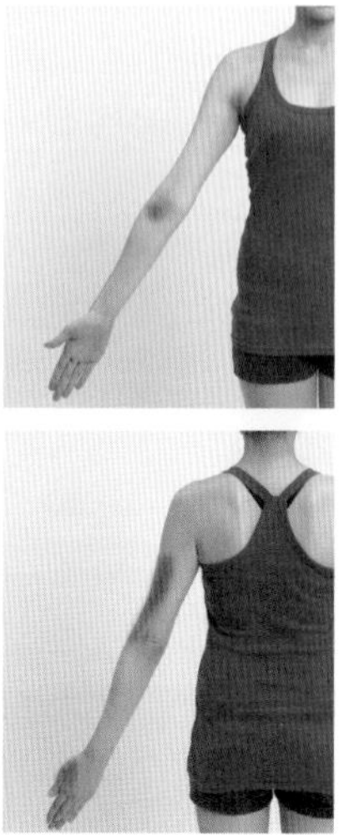

▶ 旋後肌

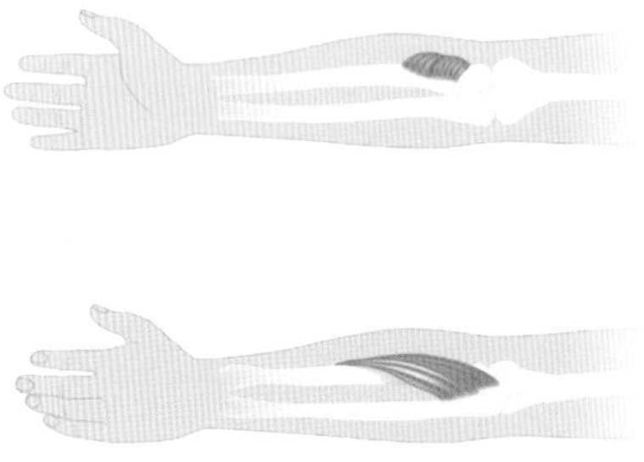

▶ 旋後肌反射痛區域

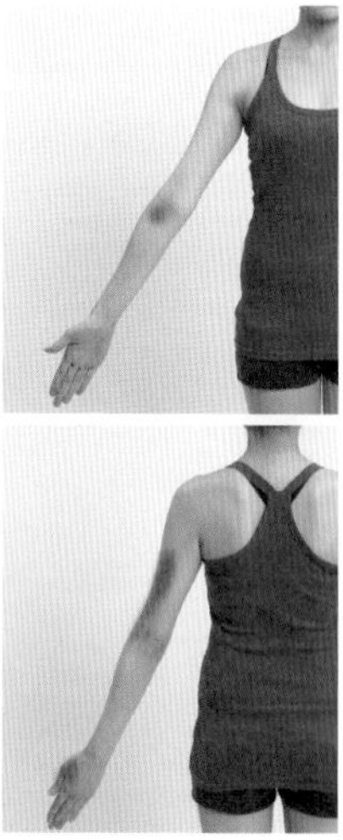

高爾夫球肘與網球肘的相關肌肉及反射痛區域

旋前圓肌

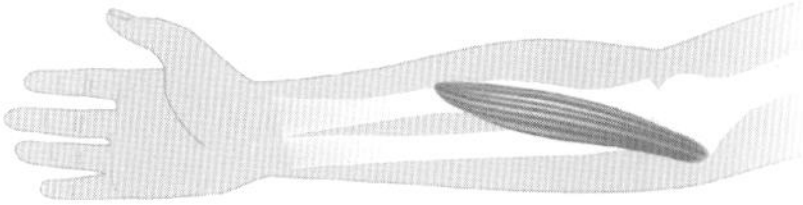

旋前圓肌反射痛區域

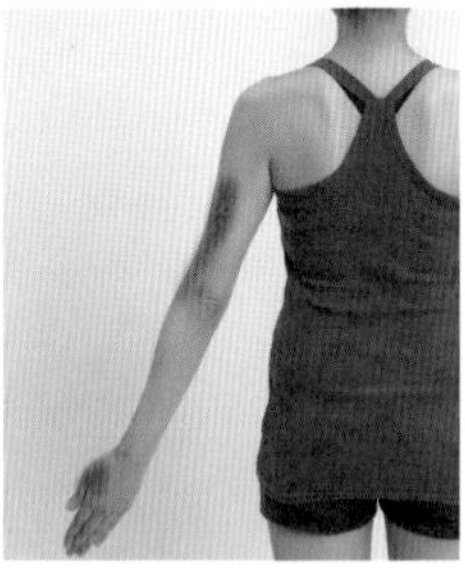

旋前方肌

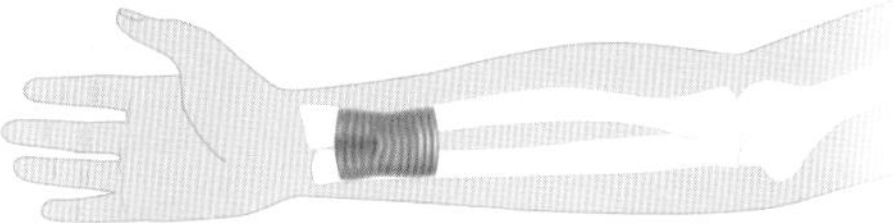

旋前方肌反射痛區域

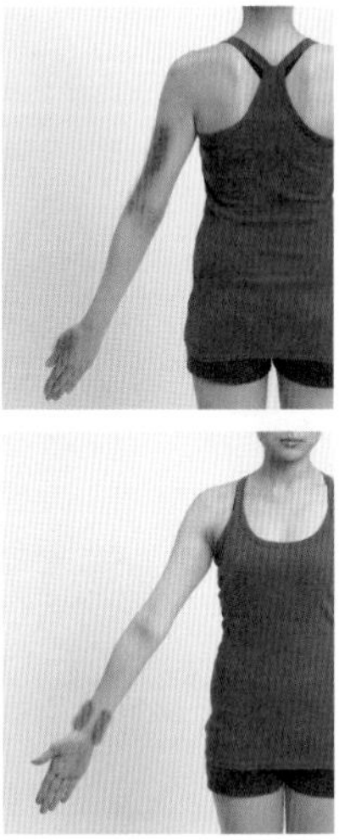

肱二頭肌伸展運動

1

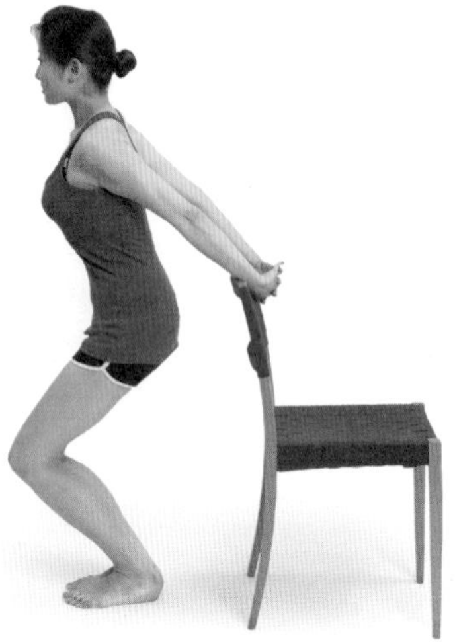

2

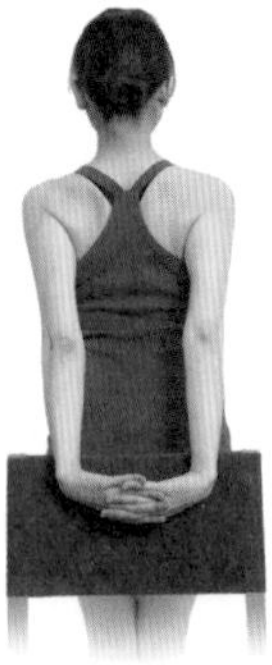

3

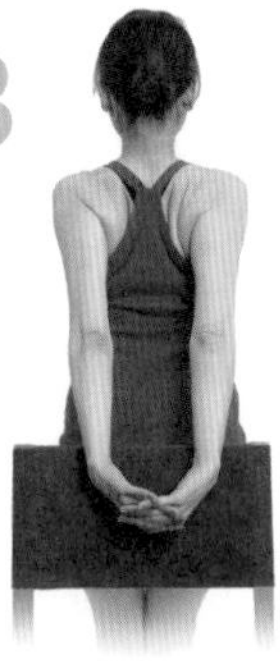

胸小肌結合肱二頭肌伸展運動

1. 手往後伸，雙手手指交扣，手掌向上，置於椅背上，手記得要伸直。屈膝下蹲，維持5～8秒後站起，反覆10次。

2+3. 蹲下時，肩胛用力往中間夾緊，再放鬆，藉此訓練肱二頭肌。

旋前肌 & 旋後肌主動收縮運動

1

2

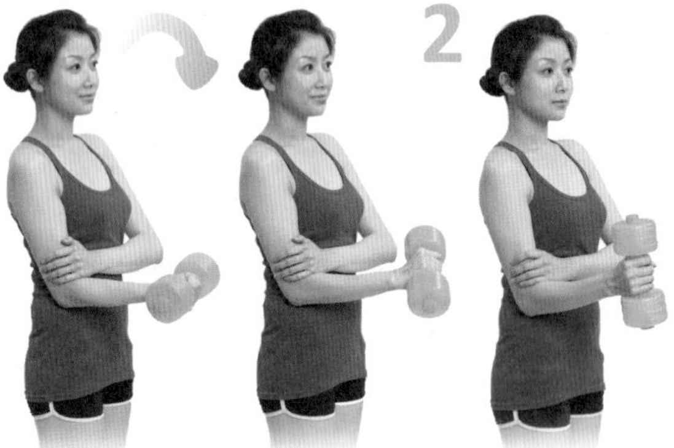

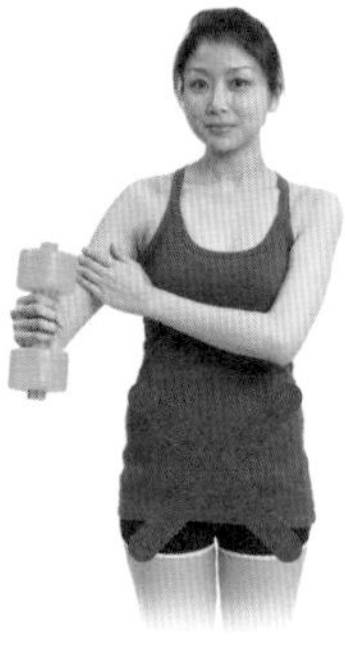

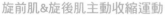

旋前肌&旋後肌主動收縮運動

1. 手持啞鈴，手掌向上，另一手可扶在持啞鈴的手臂上，幫助手臂緊靠身體。
2. 手腕以逆時針方向旋轉，直到啞鈴與地面垂直；之後再以順時針方向旋轉回來。反覆做15次。

錯誤動作：
手臂外張，並未緊靠著身體。

肱肌主動收縮運動

1
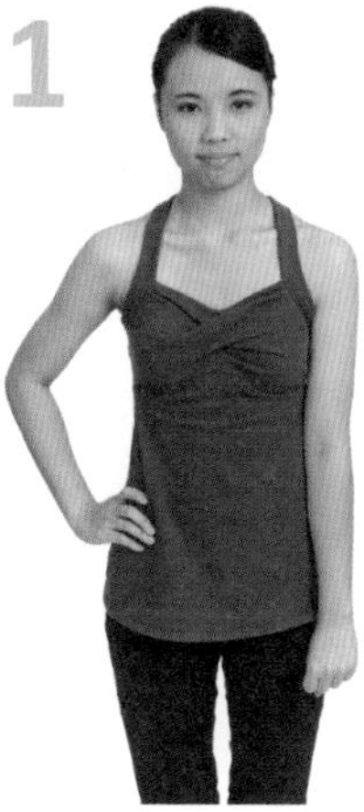

2
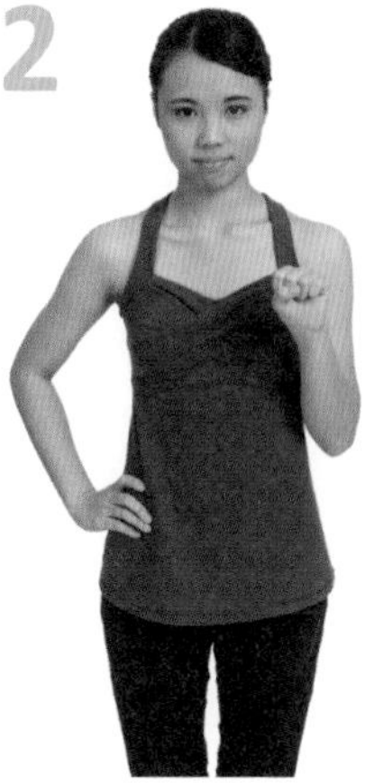

肱肌主動收縮運動

1. 左手臂自然下垂，手肘貼住身體，拳眼朝內。
2. 上手臂保持穩定不動，左拳快速捲起、接近左肩膀。
3. 用力保持手肘捲曲的姿勢約2秒。
4. 重複10次。

腕隧道症候群

腕隧道症候群為手腕神經血管受到壓迫的症狀，俗稱「滑鼠手」或「鋼琴家手」，為常見的職業病。手腕曾受過傷或骨折過、長期握抓工具者，或是常做手腕重覆性的壓迫動作，或手腕常過度操作者，如搬運工、鋼琴師、文書打字或電腦工作人員等，較容易發生腕隧道症候群。症狀為手掌下方腫痛、灼熱、刺痛或麻木感，在晚上或睡醒時特別明顯。嚴重時隨時都不舒服，會影響手部感覺的精準度，以及動作的精細度。

患有腕隧道症候群的人，如果經過保守治療一兩個月仍無效的話，就必須考慮手術治療。手術的方法是把壓迫在神經上面的橫腕韌帶切開，使神經的壓迫得以減輕，改善症狀。

其實，若可以找到引起疼痛的關鍵肌筋膜群，經由按摩與伸展，可以有效改善腕隧道症候群。

那麼要如何確認自己是不是得了腕隧道症候群呢？通常腕隧道症候群的患側一邊，淺層、深層屈指肌會很僵硬。當我們放鬆坐著，觸摸兩側前臂的肌肉，如果有一邊特別硬，就是腕隧道症候群的特色。若是純粹的夜間手麻，則兩邊小手臂肌肉的軟硬度差距不會太大。

腕隧道症候群的疼痛，與胸大肌、屈指肌、旋後肌、旋前圓肌與旋前方肌相關。腕隧道症候群的自我緩解方式有以下幾種：

1. **緩解肌腱**。也就是等同於肌腱炎的處理，要從兩個地方開始：一是先按胸大肌，再按手肘內側，讓前臂的內側手掌肌肉放鬆。唯有先把這段肌肉放鬆，才有辦法改善症狀。
2. **檢查橈骨、尺骨位置是否正確**。手肘以下的症狀，都要檢查橈骨與尺骨的位置是否正確。改善方式與高爾夫球肘與網球肘相同，著重按摩與伸展旋前與旋後肌。

因腕隧道症候群與網球肘與關鍵十部位的屈指肌、旋後肌、旋前方肌有關，因此我們可以先按其他七個部位，**最後再按屈指肌、旋後肌、旋前方肌**。

緩解步驟：

1. **關鍵七部位**各按摩 20~30 下，或是 0.5~1 分鐘
2. 胸大肌／屈指肌／旋後肌／旋前圓肌／旋前方肌，最痛的地方按摩 5~10 分鐘
3. 胸大肌伸展運動
4. 旋前肌／旋後肌主動收縮運動

腕隧道疼痛的相關肌肉

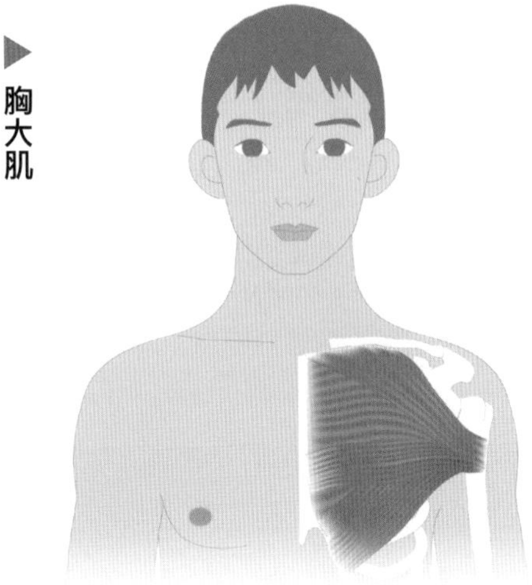

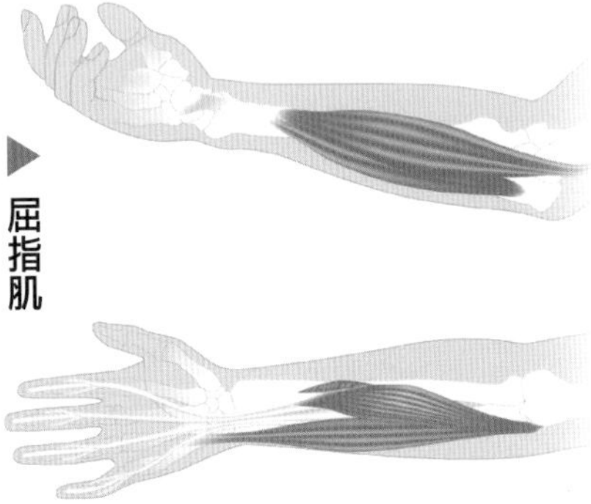

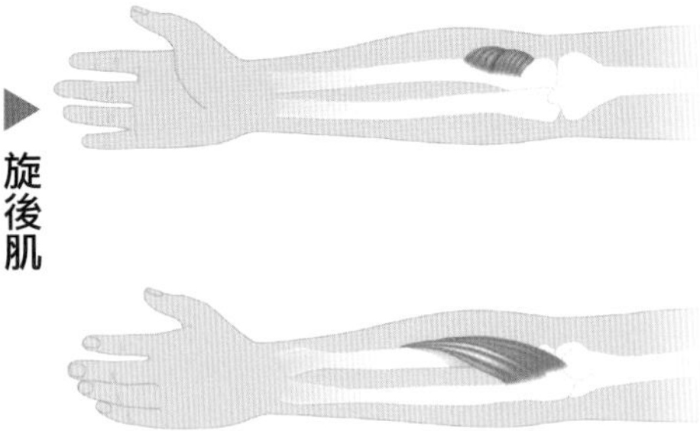

腕隧道疼痛的相關肌肉

▶ 旋前圓肌

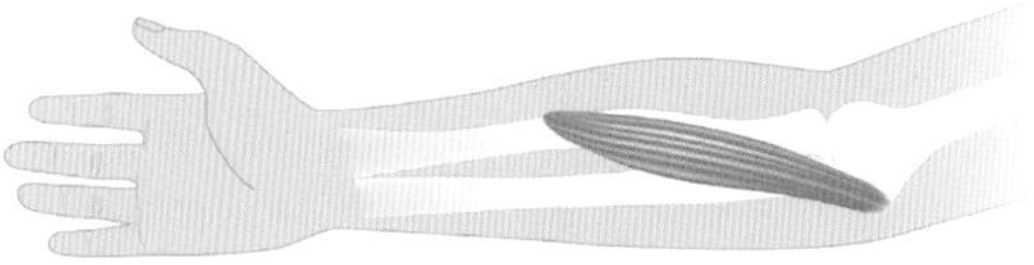

▶ 旋前方肌

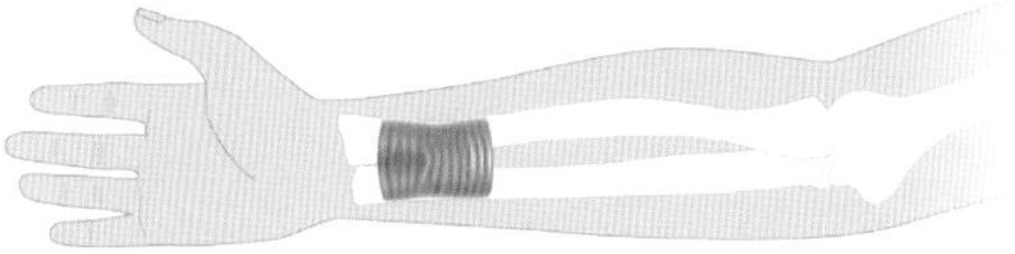

胸大肌伸展運動

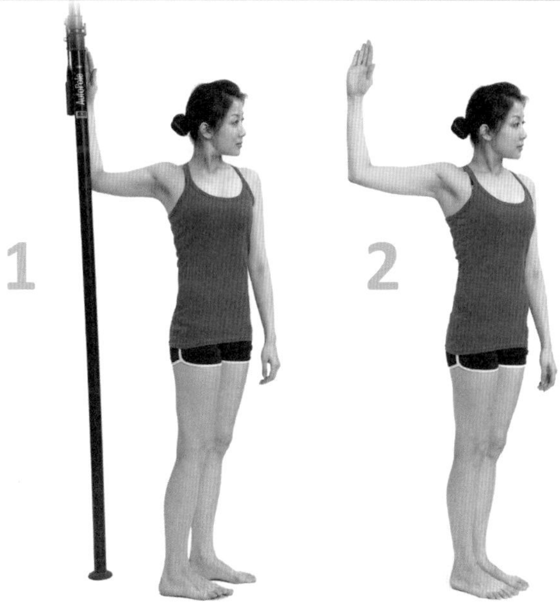

胸大肌伸展運動

1. 右手平舉上彎，呈90度，手掌和手臂內側緊貼在牆或柱子上。
2. 身體往左轉45度（腳尖跟身體要朝同一方向），感受胸大肌伸展的感覺。

旋前肌 & 旋後肌主動收縮運動

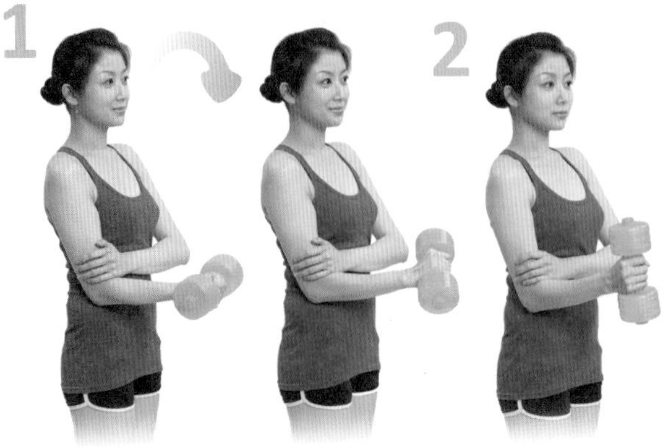

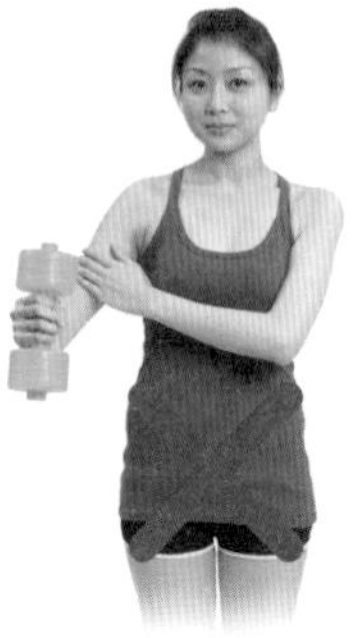

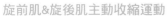

旋前肌&旋後肌主動收縮運動

1. 手持啞鈴，手掌向上，另一手可扶在持啞鈴的手臂上，幫助手臂緊靠身體。
2. 手腕以逆時針方向旋轉，直到啞鈴與地面垂直；之後再以順時針方向旋轉回來。反覆做15次。

錯誤動作：
手臂外張，並未緊靠著身體。

夜間睡眠時會發生手麻現象，大多是因為胸小肌壓迫到手臂動脈以及臂神經叢，引起麻痺，所以按摩胸小肌即可改善症狀。按摩時注意手臂要貼近身體，以免按到腋下的區域。

緩解步驟：

1. **關鍵十部位**各按摩 20~30 下，或是 0.5~1 分鐘
2. 胸小肌按摩 5~10 分鐘
3. 胸小肌／胸大肌伸展運動

睡眠間手麻的相關肌肉

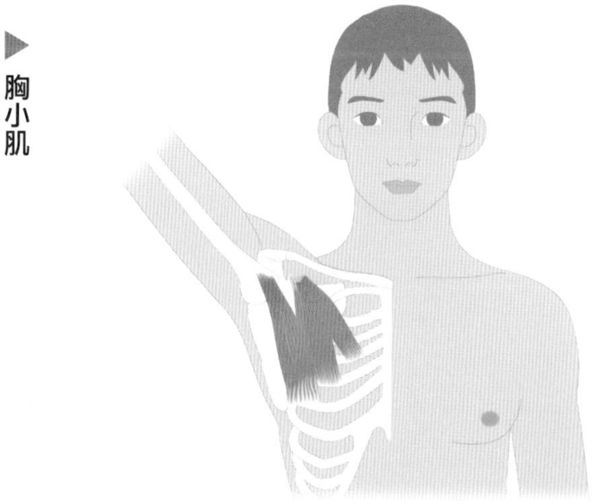

胸大肌伸展運動

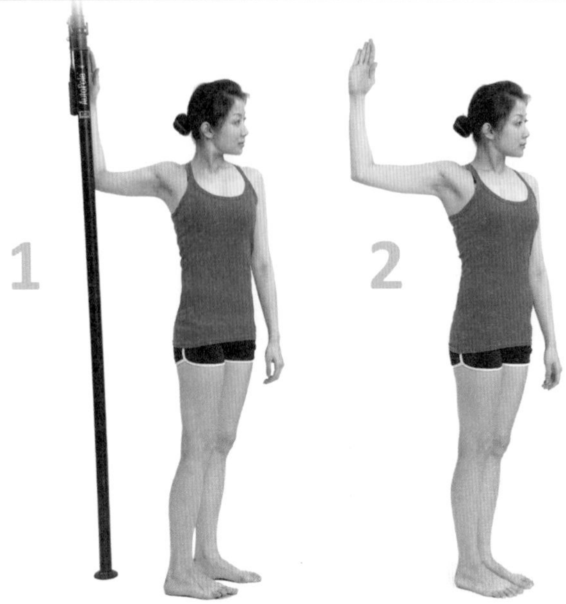

胸大肌伸展運動

1. 右手平舉上彎，呈90度，手掌和手臂內側緊貼在牆或柱子上。
2. 身體往左轉45度（腳尖跟身體要朝同一方向），感受胸大肌伸展的感覺。

手指末梢麻

手指末梢會麻，幾乎都是屈指肌和伸指肌有問題引起的，只有少數來自指間肌（蚓突肌）。所謂屈就是「抓」的動作，伸就是「張開」的動作。抓的動作功能比張開重要得多，因為生活作息中，抓的動作比較頻繁。張開動作的肌腱與網球肘肌腱是同一地方，故伸指肌與伸腕肌有問題，等同於網球肘部位的問題。屈指與屈腕則等同於高爾夫球肘部位的問題。伸指、伸腕、屈指、屈腕肌有問題，都可能造成手指或指尖的麻痺。若要緩解症狀，按摩這些相關肌肉即可有效改善。

因屈指肌屬十大關鍵部位，因此我們可以先按其他九個部位，**最後再按屈指肌**。

緩解步驟：

1. **關鍵九部位**各按摩 20~30 下，或是 0.5~1 分鐘
2. 伸指肌／伸腕肌／屈指肌／屈腕肌，最痛的地方按摩 5~10 分鐘
3. 伸指肌／伸腕肌伸展運動
4. 屈指肌／屈腕肌伸展運動

手指末梢麻的相關肌肉及反射痛區域

伸指肌

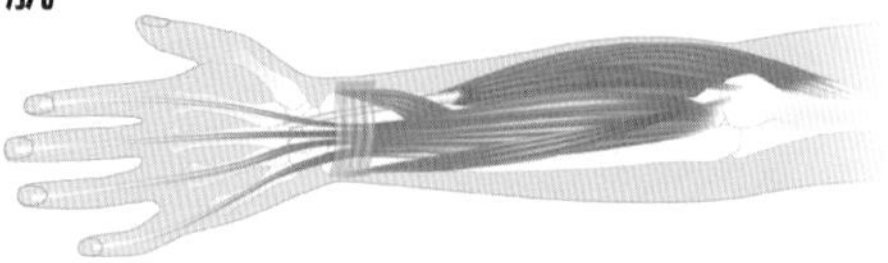

伸指肌反射痛區域

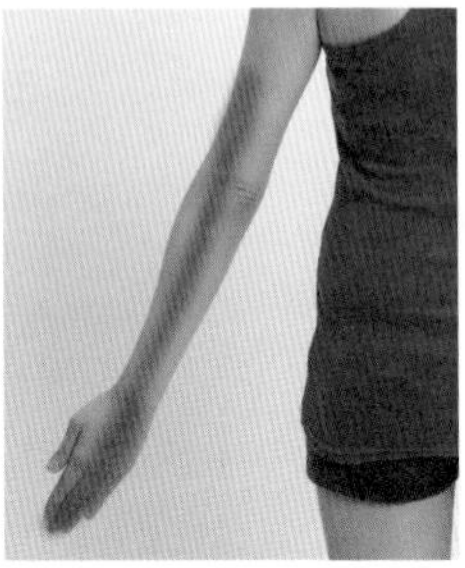

伸腕肌

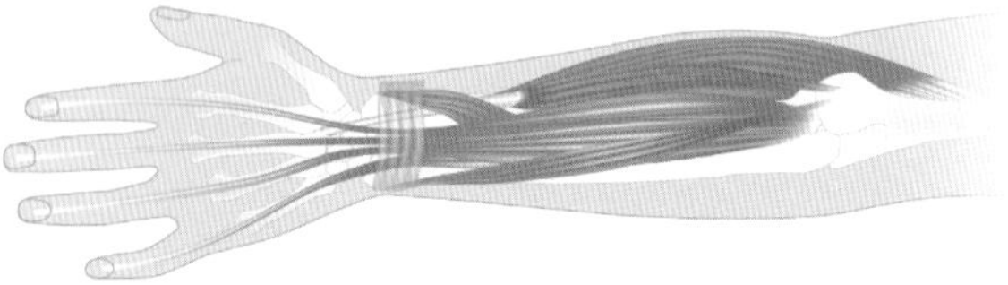

伸腕肌反射痛區域

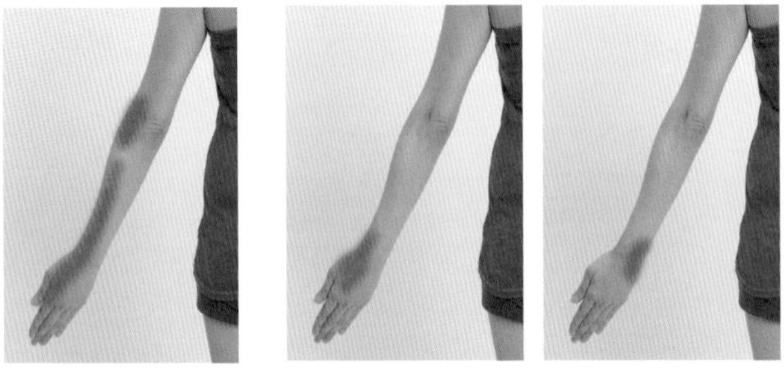

手指末梢麻的相關肌肉及反射痛區域

屈指肌

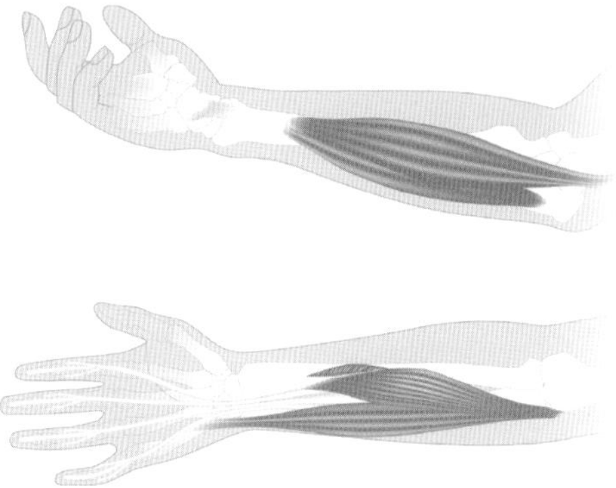

屈指肌反射痛區域

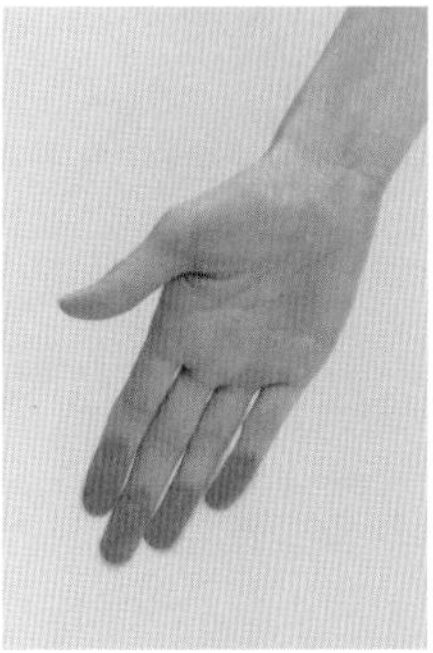

屈腕肌

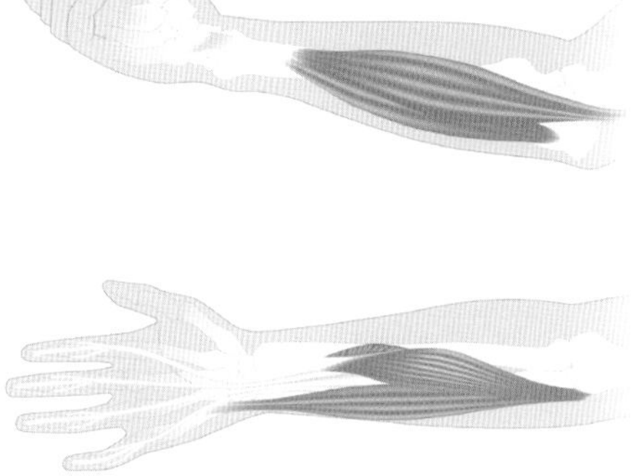

屈腕肌反射痛區域

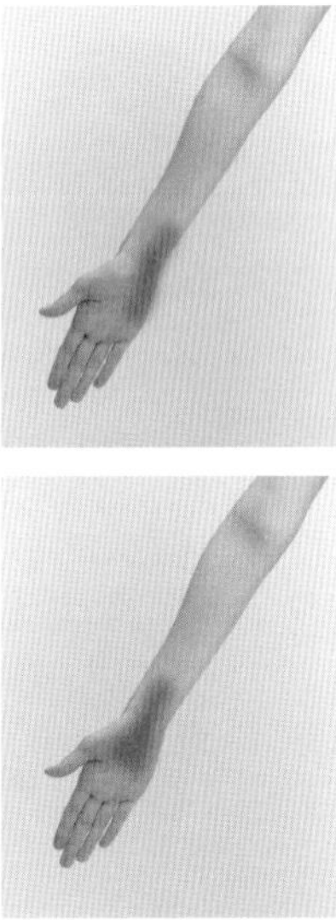

伸指肌 & 伸腕肌伸展運動

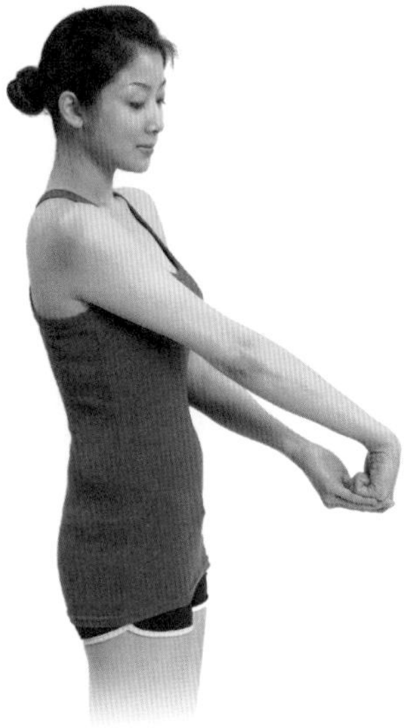

伸指肌&伸腕肌伸展運動

1. 右手握拳，往上伸60度。手腕下彎，抵住左手手掌。維持20~30秒，反覆進行10次。

屈指肌 & 屈腕肌伸展運動

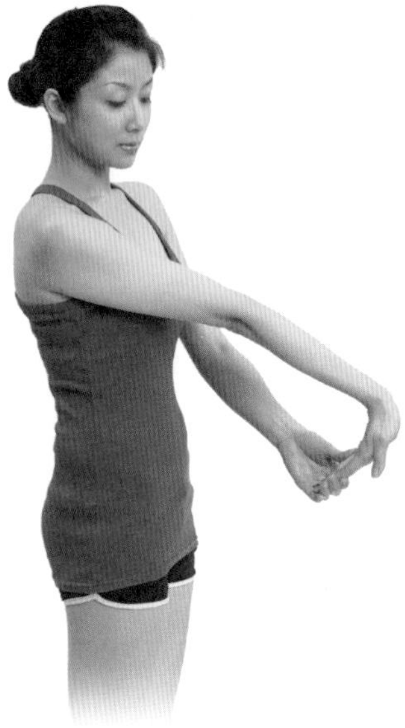

屈指肌&屈腕肌伸展運動

1. 右手手掌朝前，上抬約60度。以左手扳住右手手指，略用力往身體方向扳。維持20~30秒，反覆進行10次。

媽媽手

大拇指基部的疼痛統稱為「媽媽手」，治療前首先一樣須確認橈骨與尺骨位置正不正常。檢查橈骨、尺骨有如車子維修時必須先做前輪定位的道理一樣，所以要先把骨架調整好，才可以進一步做發炎部分的治療，如此才會有真正的效果，不然很容易只是治標不治本，因為骨架歪斜後，肌腱不間斷地摩擦，肌腱炎無法痊癒。

之後，再檢查旋前、旋後、肱二頭肌，哪一塊肌肉比較僵硬以及會有刺痛感。如果旋後肌太緊或是骨架異位，最主要是外展拇肌、伸拇肌，以及肌腱炎的影響。好端端為何會得肌腱炎？一個原因是橈骨真的歪了，產生摩擦；另一種原因則是使用過度，造成勞損。

接著，屈拇長肌跟短肌一直到大拇指都要治療。橈骨、尺骨歪掉會使這些肌肉一直摩擦大拇指的凹槽部位，因為這條肌腱剛好通到凹槽，所以只要位置不對就會磨擦凹槽，久而久之就發炎了。

因外展拇肌、伸拇肌與十大關鍵部位的旋後肌有關，屈拇長肌跟短肌與旋前方肌有關，所以可先按其他八個部位，**最後再按外展拇肌、伸拇肌、屈拇長肌跟短肌**。

緩解步驟：

1. **關鍵八部位**各按摩 20~30 下，或是 0.5~1 分鐘
2. 外展拇肌／伸拇肌／屈拇長肌／屈拇短肌，最痛的地方按摩 5~10 分鐘
3. 外展拇肌伸展運動
4. 屈拇長肌／屈拇短肌伸展運動

媽媽手的相關肌肉

▶ 外展拇肌

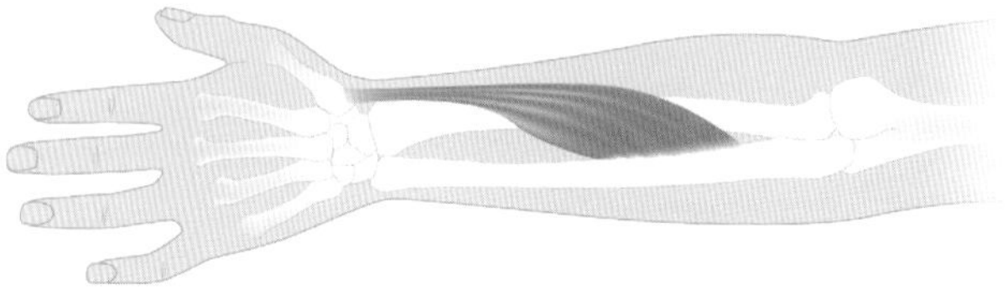

▶ 外展拇肌反射痛區域

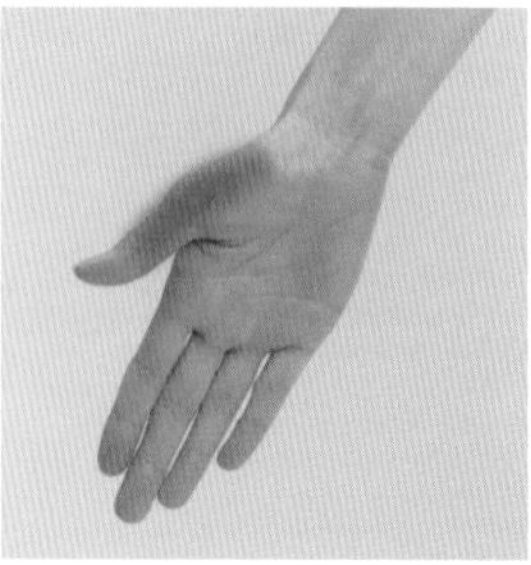

媽媽手的相關肌肉

▶ 伸拇肌

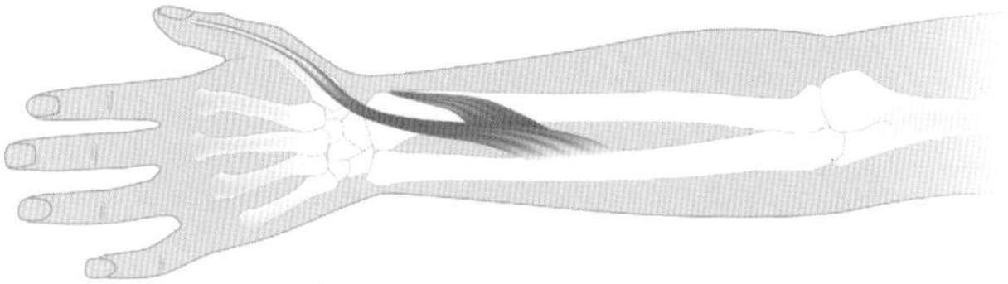

▶ 屈拇長肌

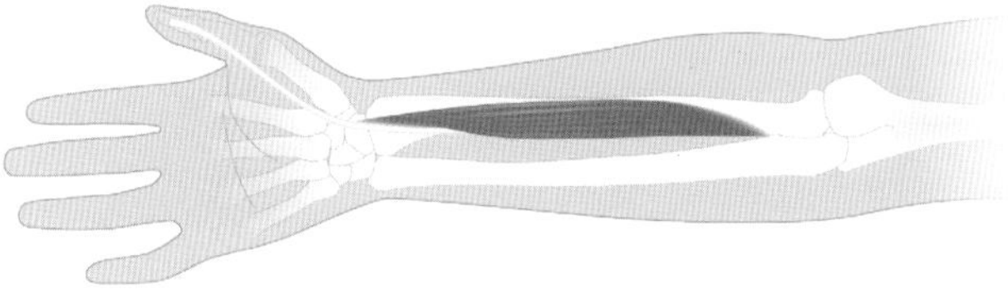

▶ 屈拇短肌

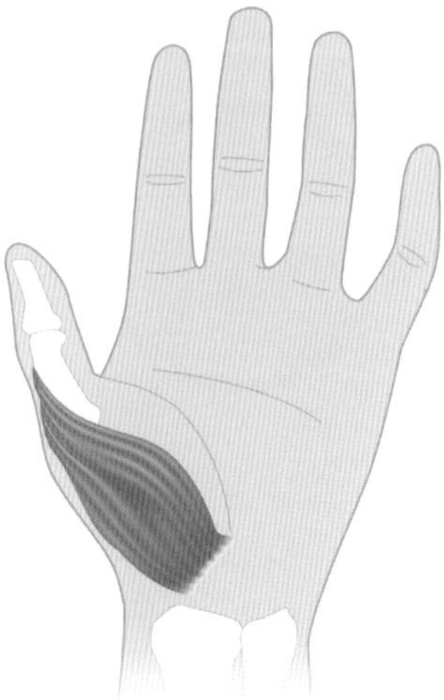

外展拇肌伸展運動

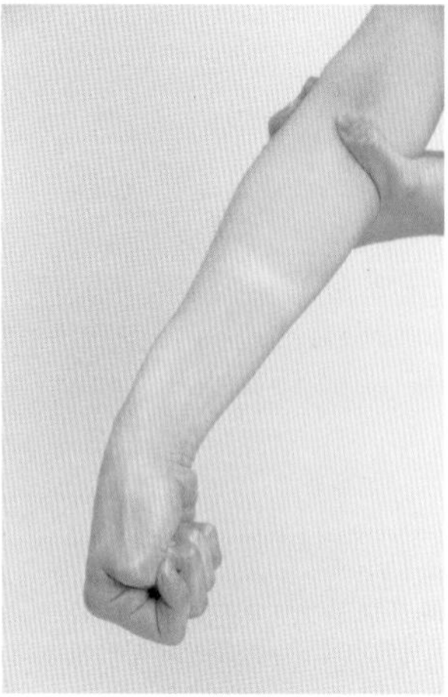

外展拇肌伸展運動

1. 手握拳，往前伸直並上抬約60度，以另一手的拇指按壓外展拇肌。

長肌 & 短肌伸展運動

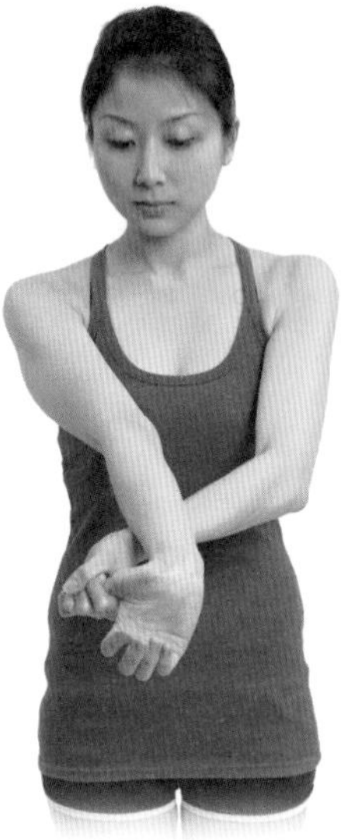

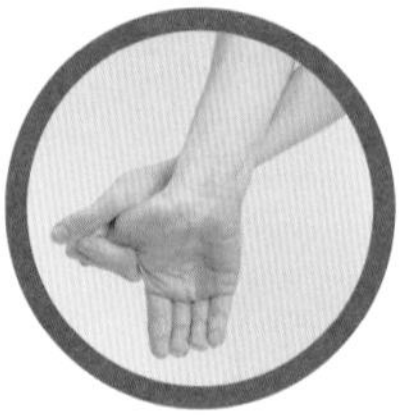

長肌&短肌伸展運動

1. 右手掌向前，手往上抬，拇指張開，其他四指自然彎曲。
2. 左手繞至右手下方，握住右手拇指往上扳。

上臂痛

雙手交併後可以互相摸到的上手臂部位，如果發生疼痛，中醫觀點來說是感冒或受風寒。

若並未感冒或受風寒，卻感到上臂疼痛，則 80% 是胸大肌有問題，20% 是跟棘下肌（旋轉肌之一）有關。

緩解步驟：

1. **關鍵十部位**各按摩 20~30 下，或是 0.5~1 分鐘
2. 胸大肌／棘下肌，最痛的地方按摩 5~10 分鐘
3. 胸大肌伸展運動
4. 棘下肌伸展運動

上臂痛的相關肌肉及反射痛區域

胸大肌

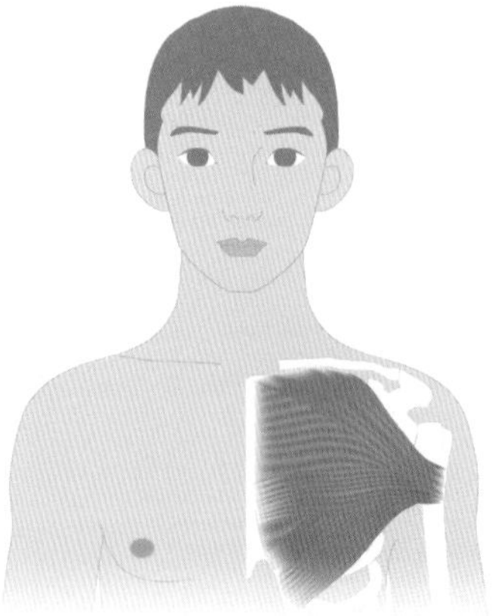

胸大肌反射痛區域

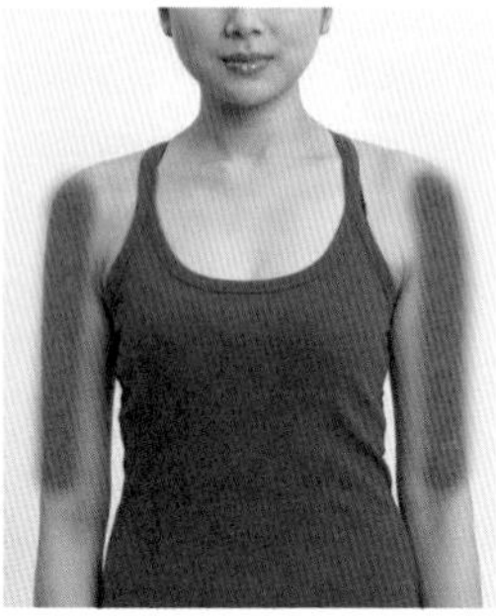

棘下肌

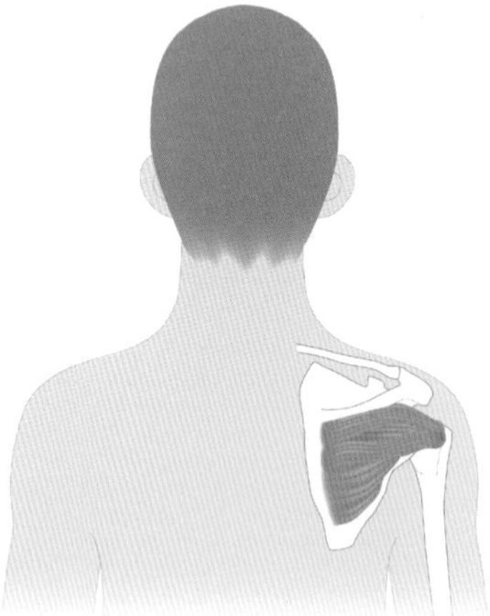

棘下肌反射痛區域

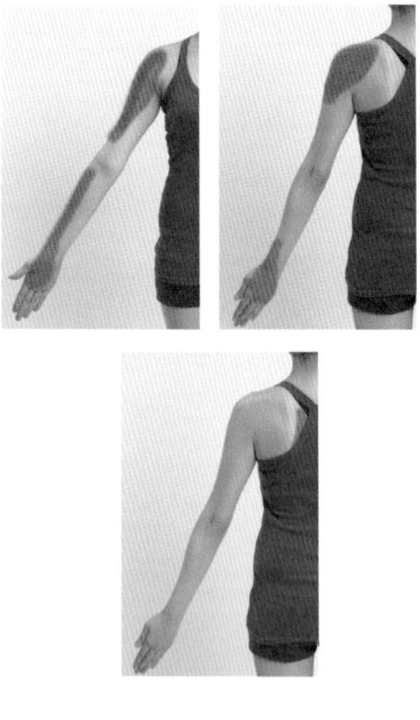

胸大肌伸展運動

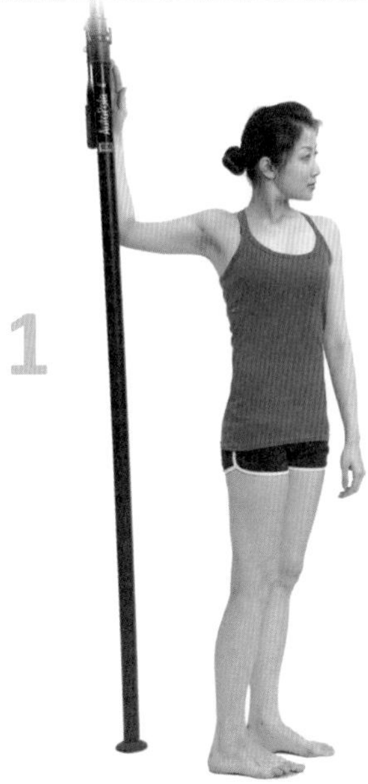

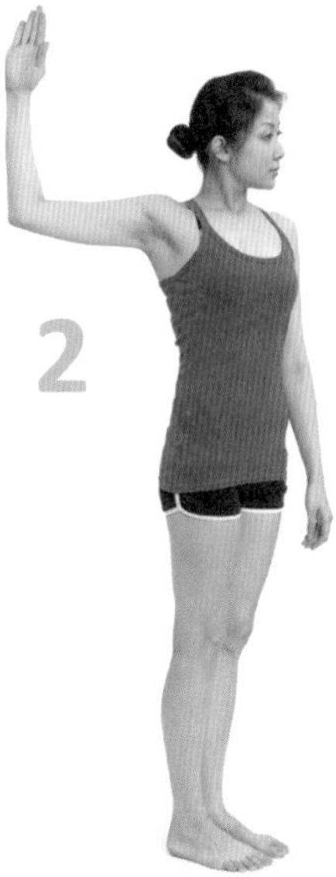

胸大肌伸展運動

1. 右手平舉上彎，呈90度，手掌和手臂內側緊貼在牆或柱子上。
2. 身體往左轉45度（腳尖跟身體要朝同一方向），感受胸大肌伸展的感覺。

棘下肌伸展運動

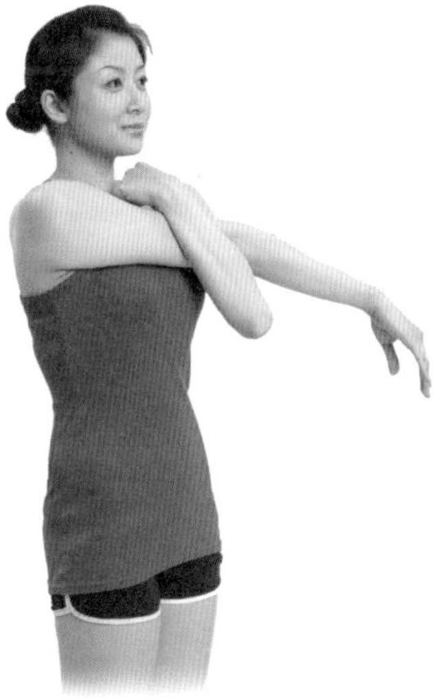

棘下肌伸展運動

身體站直，右手往左側伸直，並以左手輔助將右手勾住往身體拉，維持15～20秒。左手亦然。

Part 5

腰酸背痛緩解 DIY

本篇所界定的腰是指肩胛骨以下，到一般繫皮帶的地方，背則定義在肩胛骨下緣以上的區域。腰酸背痛是一般人最常見的酸痛，引起酸痛的主因大部分來自於脊椎不正，而脊椎不正與上肢、下肢，還有肚臍周邊的腹肌都有關係。

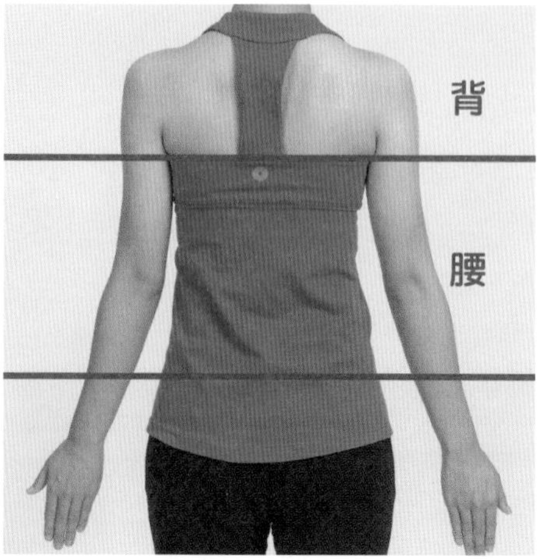

當人體在站立與走路時，若兩腳肌肉張力不平均，因左腳對應到右邊背肌（功能性筋膜群），若左腳肌肉僵硬，右邊背肌也會跟著僵硬，反之，右腿亦然，於是造成脊椎往另一邊偏移，產生不平衡，久而久之，胸椎第一、二椎也跟著偏了，導致背部的豎脊肌與脖子側邊的斜角肌出問題，腰痛便產生了。

所以，防止腰酸的重點就是下肢要維持正常；不過，下肢正常後，還要再看看肚臍周邊的腹肌正不正常，因為人體最重要的筋膜是從軀幹前面的腹肌，往兩側延伸到背後的腰薦筋膜，再向下延伸到下肢的大腿。臨床上經常碰到腹肌與大腿肌肉同時僵硬的狀況，因此必須一起治療。

斜角肌僵硬，主要是左右兩側斜方肌拉力不一樣的時候，胸椎第一、二椎也容易偏，透過正面深層筋膜群的路徑，影響腰方肌與髂腰肌，引起腰酸背痛。根據上肢肌筋膜群系統，斜方肌與上肢的三角肌、肱二頭肌、伸指肌、伸腕肌息息相關，要解決斜方肌僵應問題，要先緩解上肢肌筋膜群，換句話說，只要某側上肢肌肉有問題，容易造成斜方肌僵硬，左右兩側拉力不一樣的時候，胸椎一、二椎就會偏移，久而久之，引發背痛。所以上肢跟下肢都是脊椎維持正常的基礎。

基本上，解決腰酸背痛的原理就是從基座開始處理，基座就是從骨盆與腰椎（俗稱「核心」），整座大樓就好像排列在上面的下胸椎、上胸椎、頸椎。雖然核心肌群的肌力訓練和維持正確姿勢是讓基座穩固的一大原則，但人體不可能時時刻刻維持在中線狀態，很容易因為走路、工作等各種姿態影響基座的平衡，於是兩邊肌肉張力就不一樣了，這也就是為何腰酸背痛如此普遍的原因。

因為上肢跟下肢都有可能引起腰酸背痛，很難區分真正的根源，因此當有腰酸背痛症狀發生時，也是建議上肢與下肢關鍵點都按一按，身體軀幹則可運用滾輪或網球滾動協助按摩緩解。

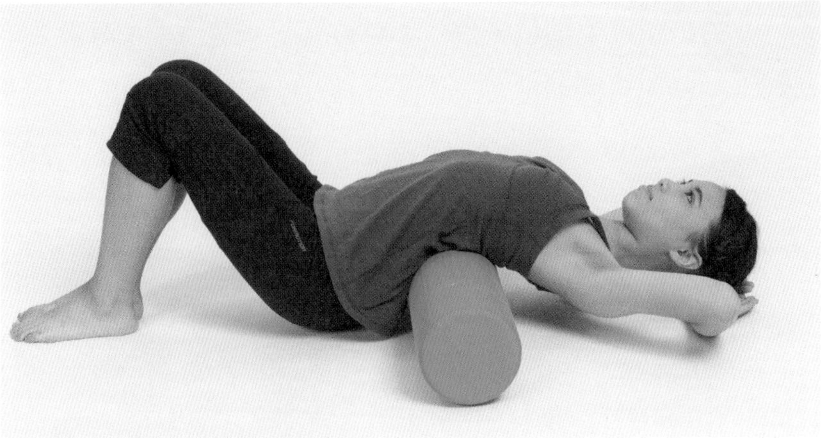

▲身體軀幹可運用滾輪協助按摩緩解。

○膏肓痛

膏肓區域泛指上背部，兩個肩胛骨之間的部分。現代人由於工作及生活型態的關係，多數人都有膏肓痛的經驗，可說是在復健門診臨床常見的文明病痛。自我緩解的方式一樣是先按摩十關鍵部位，最後找出哪一條肌肉最疼痛，再按摩或伸展它，就可以消除肩膀酸痛。

與膏肓疼痛相關的肌肉有以下幾個：

1. **提肩胛肌**：可從後腦枕骨區域之筋膜開始按摩治療，再按提肩胛肌本體，或做提肩胛肌伸展復健運動。
2. **斜角肌**：先按摩顳肌與咀嚼肌。
3. **豎脊肌**：少數從第二胸椎之肋骨區域開始痛，大部分從腰椎區之肌肉起始點開始僵硬，所以要從腰部往上一直按摩到頸部。

緩解步驟：

1. **關鍵十部位**各按摩 20~30 下，或是 0.5~1 分鐘
2. 提肩胛肌／斜角肌／豎脊肌，最痛的地方按摩 5~10 分鐘
3. 提肩胛肌伸展運動
4. 斜角肌伸展運動
5. 豎脊肌主動收縮運動

膏肓痛的相關肌肉及反射痛區域

▶ 提肩胛肌

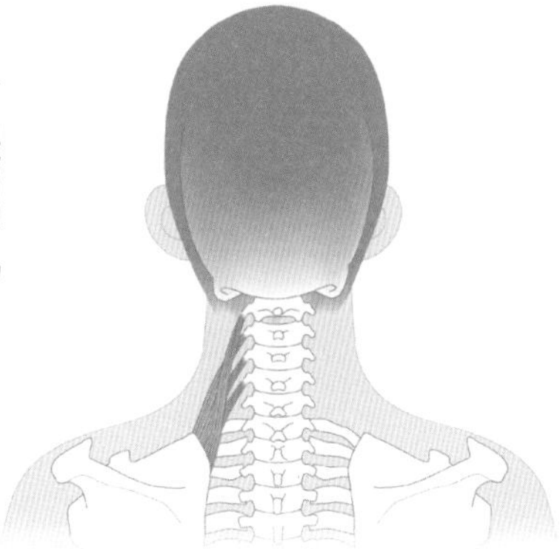

▶ 提肩胛肌反射痛區域

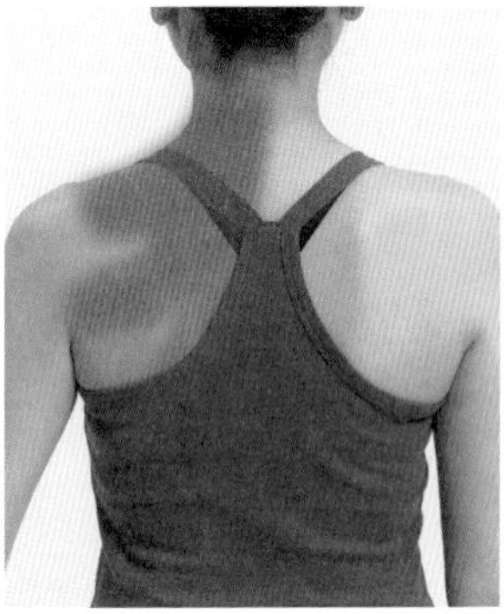

▶ 斜角肌

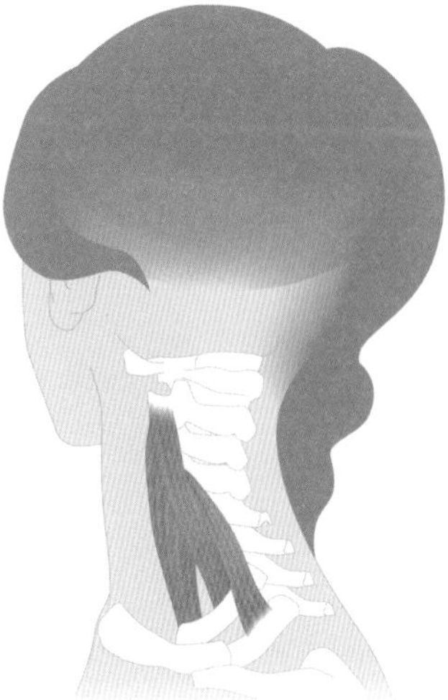

▶ 斜角肌反射痛區域

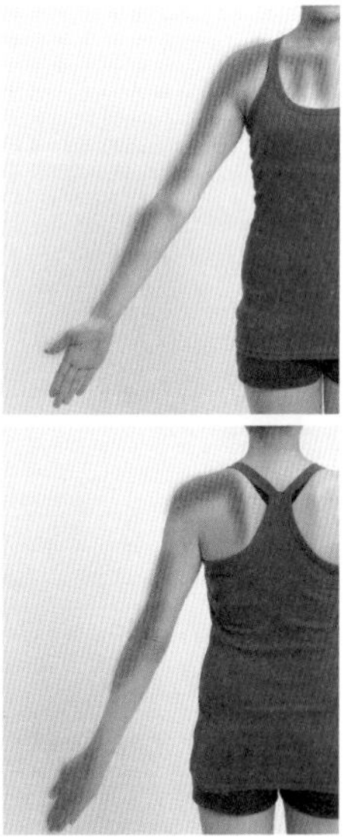

提肩胛肌伸展運動

1

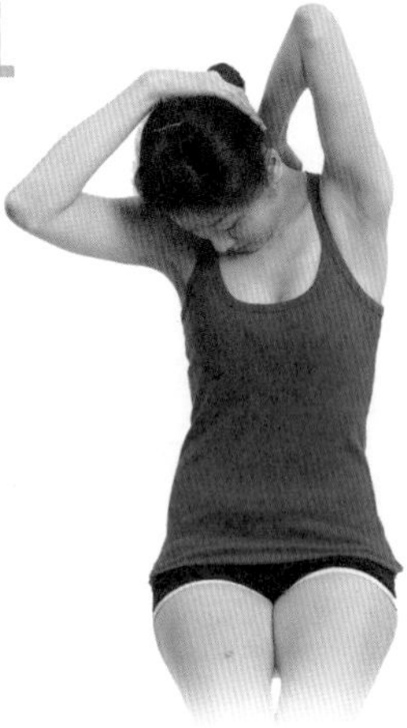

2

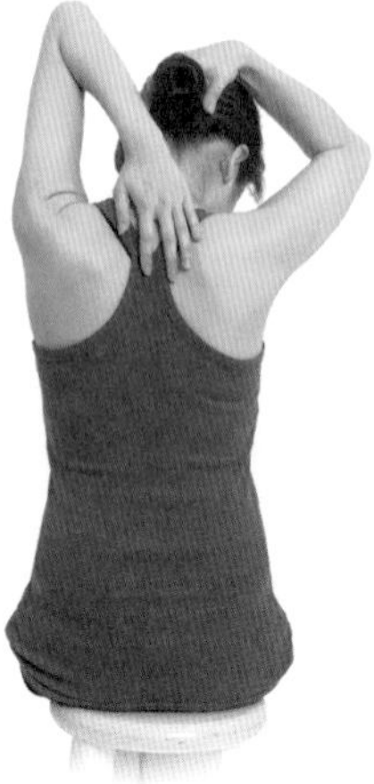

提肩胛肌伸展運動

1. 臉略轉向右方約45度，接著低頭往下看。以右手置於後腦杓，略施加壓力往下壓。
2. 左手向上伸直，以手指尖端觸摸肩胛區域。此姿勢維持15~20秒，之後再換邊。

斜角肌伸展運動

1

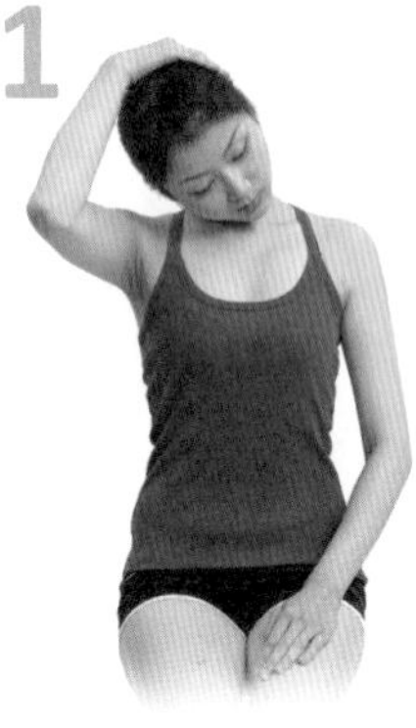

2

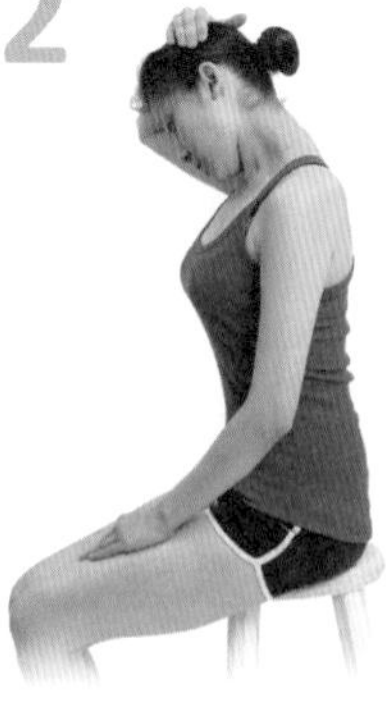

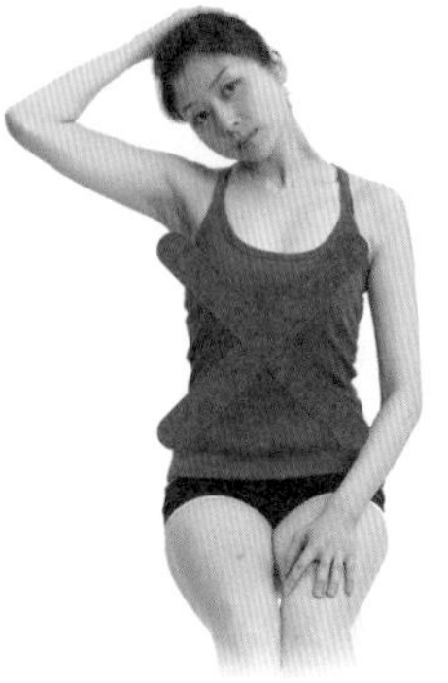

斜角肌伸展運動

1. 頭往右斜，並以右手協助將頭往右側壓。進行時，臉稍稍朝下，眼睛自然朝下看。維持15~20秒。左側亦然。

錯誤動作：
若將臉抬起、眼睛往上看的話，無法伸展到斜角肌。

豎脊肌主動收縮運動

1

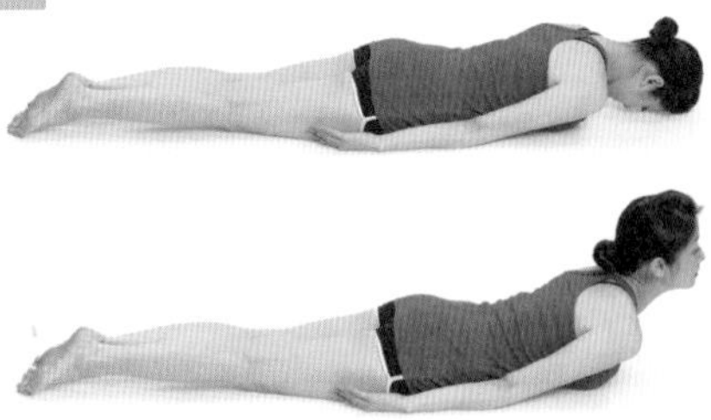

2

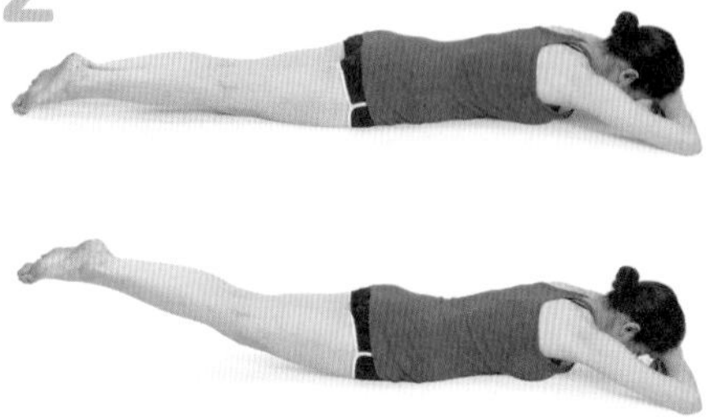

豎脊肌主動收縮運動

1-1. 趴於地上，雙手伸直置於身體兩側，雙腳併攏。

1-2. 利用背部的肌肉力，將頭抬起約60度，維持10秒。此動作可舒緩上部豎脊肌群。

2-1. 臉朝下，趴於地上，雙掌交疊置於額下，雙腳併攏。

2-2. 用力將雙腳抬起約45度，維持10秒。此動作可舒緩下部豎脊肌群。

如果胸椎一、二椎移位，會引起第一肋骨與第二肋骨出問題，於是造成豎脊肌緊繃僵硬，產生疼痛。

豎脊肌引起的疼痛，有的在膏肓，有的在腰。如果在腰的話，酸痛多會發生在正中央的肌肉，這個區域的肌肉很窄，大概約在 15 公分以內，少數人會感覺酸痛往下延伸，到兩骨盆中間的縫。

腰痛另一個常見的原因是下背的腰方肌和正面的髂腰肌出問題，因而引起酸痛，這種原因的腰痛比較明顯，面積也比較大，因為髂腰肌比豎脊肌寬。

如果豎脊肌、腰方肌、髂腰肌都很正常，則腰痛的根源就是來自於下肢，也就是大腿後側肌群、臀大肌（背面筋膜群）僵硬緊繃所造成的。

那麼要如何辨認不同腰痛呢？當感到腰痛時，可以先檢查頸部肌肉有沒有僵硬，如果沒有，可以初步排除是腰方肌和豎脊肌造成的背痛。如果感到僵硬疼痛，那就是背部筋膜群的豎脊肌、大腿後側肌群、臀大肌造成腰痛。

有些胸椎一、二椎有偏，但頸部肌肉卻不會僵硬，這種是屬於單純豎脊肌僵硬。單純豎脊肌僵硬，可以伸展或按摩豎脊肌即可，但豎脊肌自己很難按到，可採伸展運動改善，或運用滾輪、網球刺激。

接著再檢查斜角肌，如果發現疼痛僵硬，那就是腰方肌、髂腰肌造成腰痛。因為腰方肌、髂腰肌屬十大關鍵部位，因此擺在最後按摩。

緩解步驟：

1. **關鍵九部位**各按摩 20~30 下，或是 0.5~1 分鐘
2. 豎脊肌／腰方肌／髂腰肌／大腿後側肌群／臀大肌，最痛的地方按摩 5~10 分鐘
3. 豎脊肌主動收縮運動
4. 髂腰肌伸展運動
5. 髂腰肌主動收縮運動
6. 大腿後側肌群（膕膀肌）伸展運動
7. 大腿後側肌群（膕膀肌）主動收縮運動
8. 臀大肌主動收縮運動

腰痛的相關肌肉及反射痛區域

▶ 腰方肌

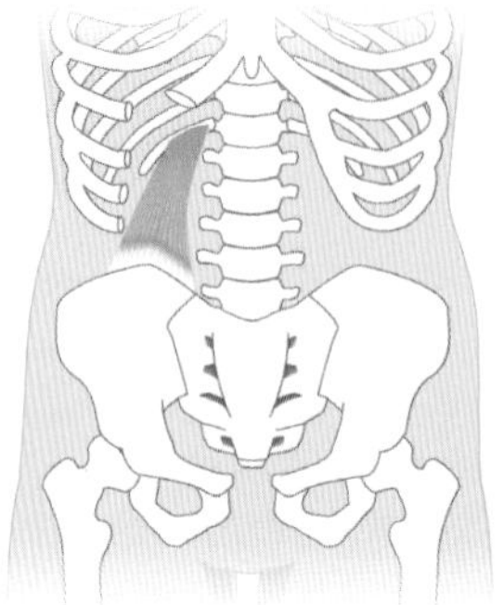

▶ 腰方肌反射痛區域

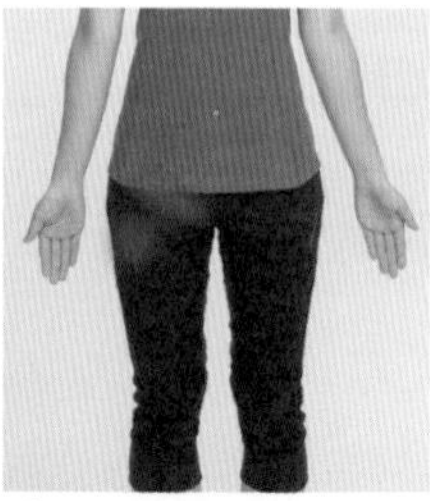

（正面）

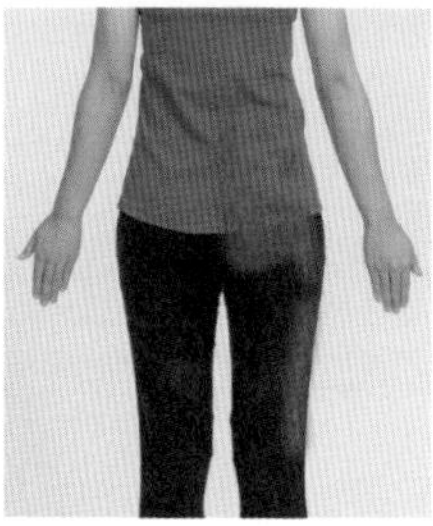

（背面）

▶ 髂腰肌

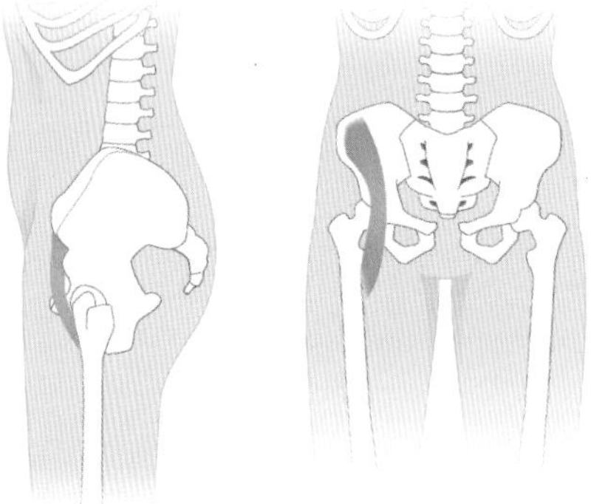

▶ 髂腰肌反射痛區域

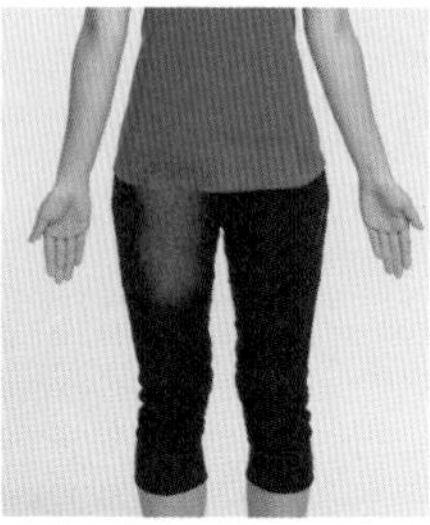

（正面）

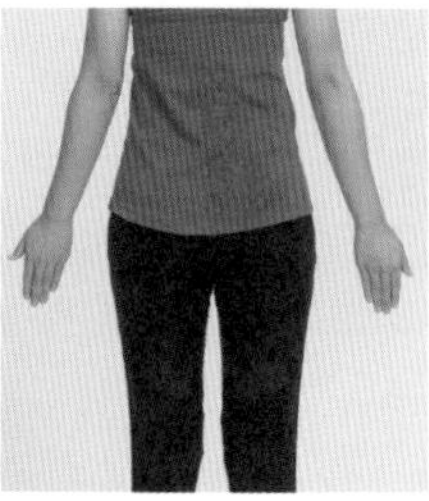

（背面）

腰痛的相關肌肉及反射痛區域

▶ 大腿後側肌群（膕膀肌）

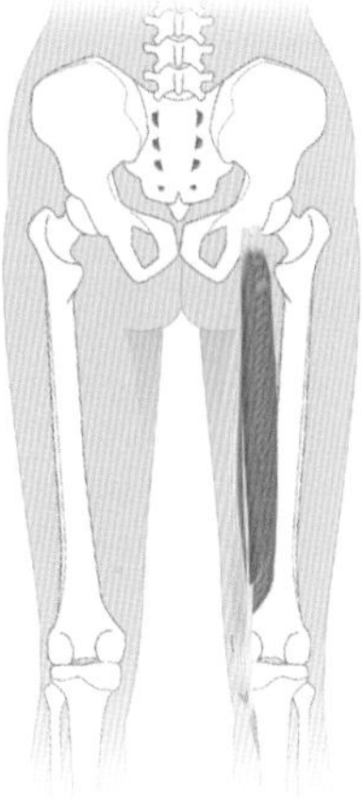

▶ 大腿後側肌群（膕膀肌）反射痛區域

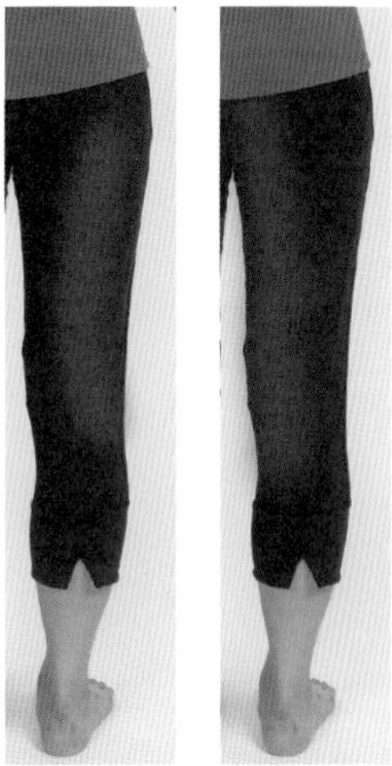

▶ 臀大肌

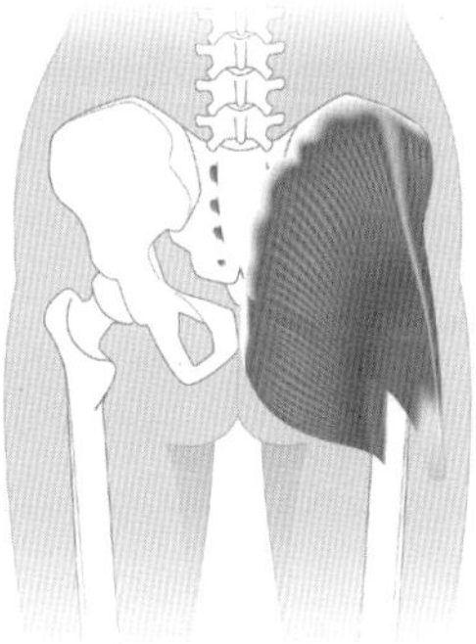

▶ 臀大肌反射痛區域

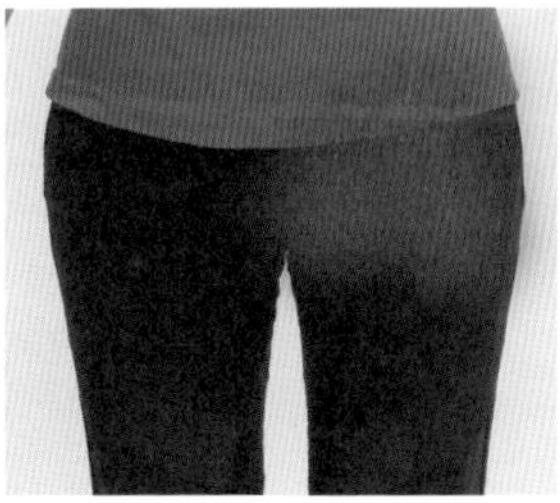

腰痛的相關肌肉及反射痛區域

▶ 豎脊肌

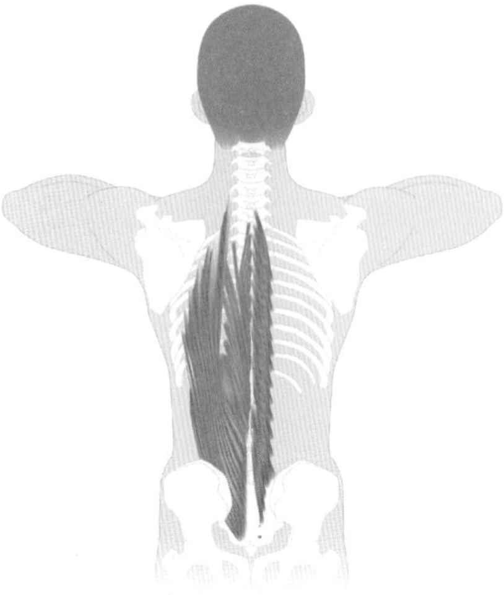

▶ 豎脊肌反射痛區域

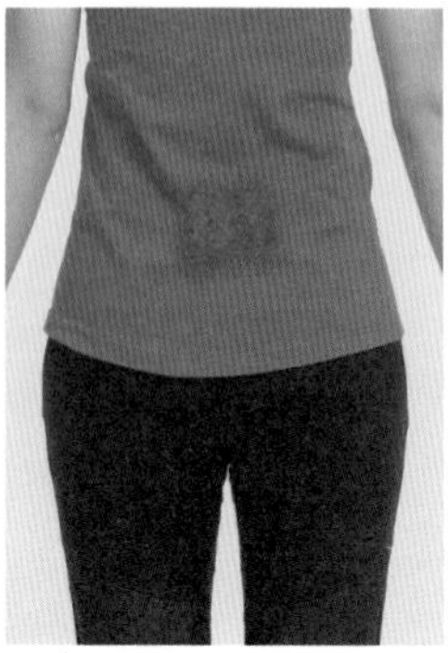

豎脊肌主動收縮運動

1

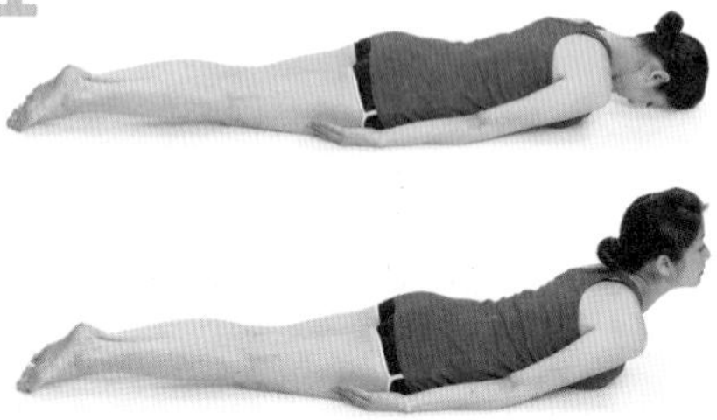

2

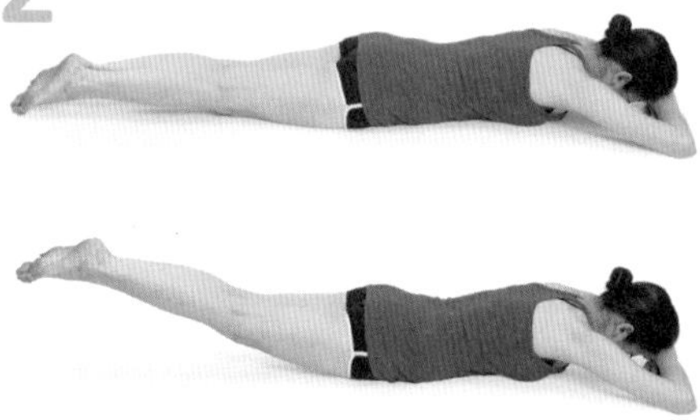

豎脊肌主動收縮運動

1-1. 趴於地上，雙手伸直置於身體兩側，雙腳併攏。

1-2. 利用背部的肌肉力，將頭抬起約60度，維持10秒。此動作可舒緩上部豎脊肌群。

2-1. 臉朝下，趴於地上，雙掌交疊置於額下，雙腳併攏。

2-2. 用力將雙腳抬起約45度，維持10秒。此動作可舒緩下部豎脊肌群。

髂腰肌伸展運動

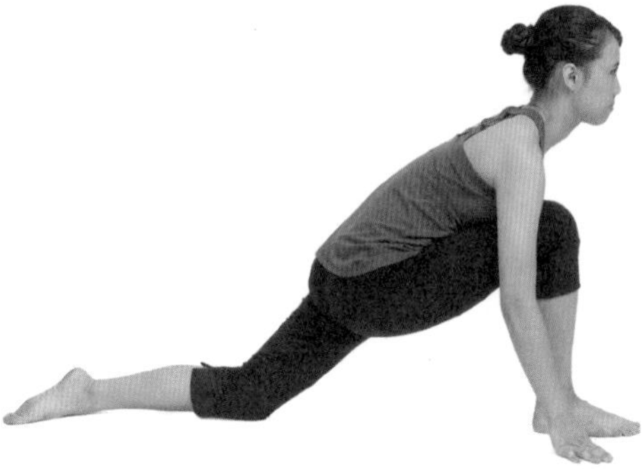

髂腰肌伸展運動

1. 如圖所示，類似起跑的姿勢，前腳的小腿保持正直，膝蓋不可以超越腳尖，胸口貼近前腳的大腿，雙手扶地、或扶著凳子，協助維持平衡。
2. 重心在前腳，步驟1當中的姿勢維持固定下，另一腳盡量向後延伸，直到後腿的鼠蹊部區域有被拉開的感覺，如此維持15秒。
3. 兩腿交互伸展運動，每次15秒，各10次。

* 重點提醒：步驟1的姿勢必須保持固定不動，才能夠確實伸展到髂腰肌。

髂腰肌主動收縮運動

1

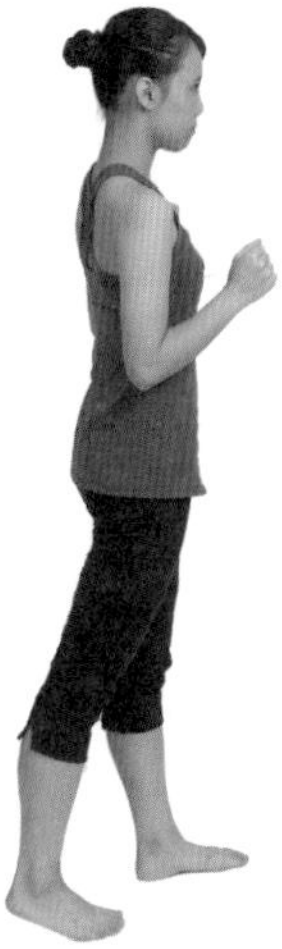

2

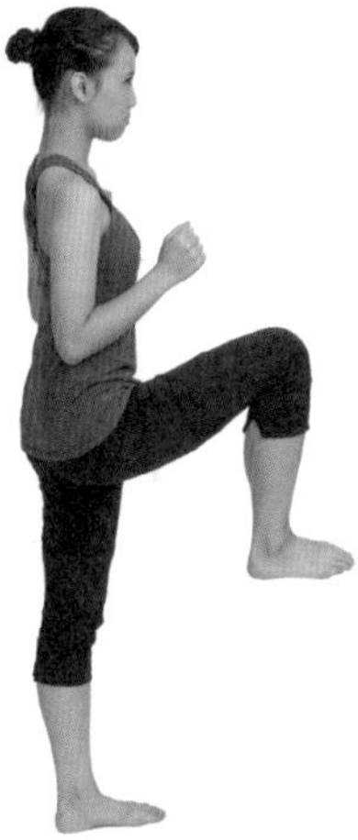

髂腰肌主動收縮運動

1. 就是髖關節屈曲運動，在膝蓋彎曲的狀況下，將大腿迅速抬高。
2. 單腳連續抬10次後，再換另一腳。

大腿後側肌群（膕膀肌）伸展運動

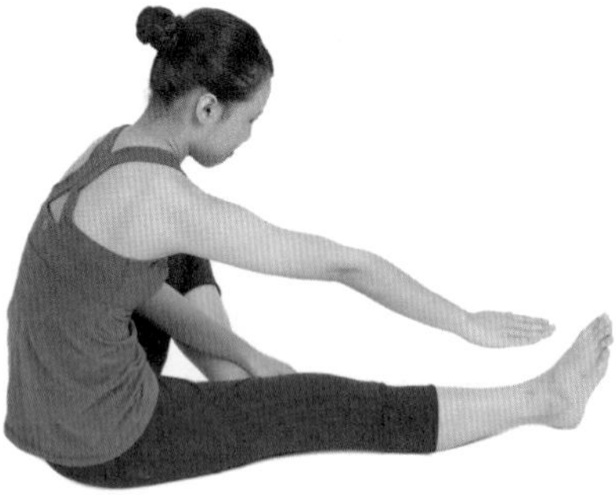

大腿後側肌群（膕膀肌）伸展運動

1. 如圖所示，左腳呈盤腿姿勢，要伸展之右腳，膝蓋伸直，坐在地板上。
2. 身體前傾，以右手接近右腳趾，直到右腳膝蓋後方有緊繃感，維持15秒。
3. 左右交替伸展，各10次。

* 重點提醒：必須注意身體前傾，腰部盡量挺直，以腹部接近大腿，而不是低頭貼近。

大腿後側肌群（膕膀肌）主動收縮運動

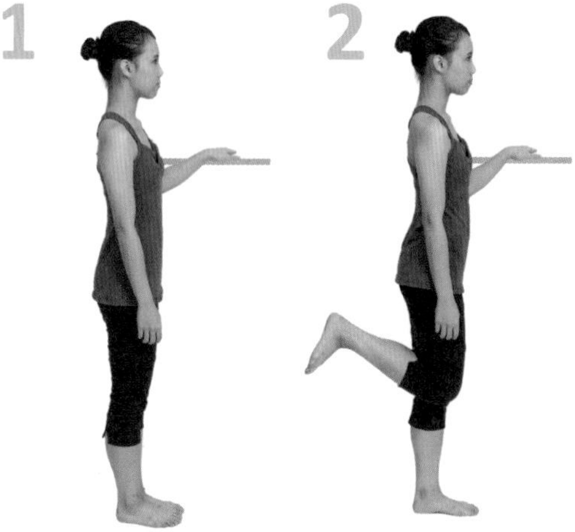

大腿後側肌群（膕膀肌）主動收縮運動

1. 站姿時，右腳向後勾，類似用後腳跟踢同側之臀部。
2. 每邊5次，然後換邊用力5次。
3. 重複兩回，等於每隻腳各10下。

* 重點提醒：用力時，大腿與膝蓋不需要跟著往後踢，而且用力後立刻放下，不需停留。

臀大肌主動收縮運動

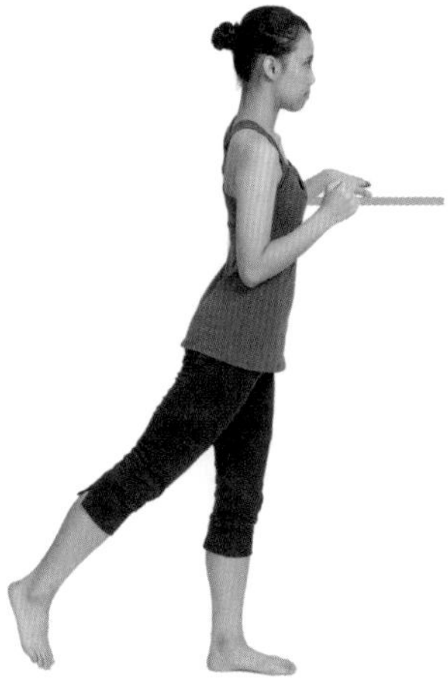

臀大肌主動收縮運動

1. 站姿時，上半身保持正直，固定不動，右腳膝蓋打直，整隻腳往後伸、往後踢，到達最大範圍並維持2秒。
2. 重複10次後，換左腳也做10下。

＊重點提醒：

1.必須保持上半身不跟著前後晃動，才能用到臀大肌的力量。

2.若是採取趴的姿勢抬腿，必須肚子貼著地面，才算用到臀大肌的力量。

背部橫面痛

背部後面橫向疼痛是由腹肌造成的，其特點很具體，站著往後仰時症狀更明顯。腹肌可分腹直肌、腹內斜肌、腹外斜肌，不管是哪塊腹肌造成，通常只要將肚臍四周肌肉按鬆就好了，因為腹部肌肉肌筋膜幾乎都會連到肚臍四周，所以只要將肚臍四周肌肉按鬆，幾乎就可解決背部橫面酸痛，萬一效果不顯著，再加強按摩整個腹肌正面。這種背部後面橫向的疼痛往往是因為經常性久坐，而與骨架的排列無關。

很多腰背的問題跟腹肌有關，如果肚臍周邊是僵硬的，遲早會出現症狀。

緩解步驟：

1. 肚臍四周肌肉按摩 5~10 分鐘
2. 腹直肌伸展運動
3. 腹直肌主動收縮運動
4. 腹內斜肌 & 腹外斜肌主動收縮與伸展運動

背部橫面痛的相關肌肉及反射痛區域

腹直肌

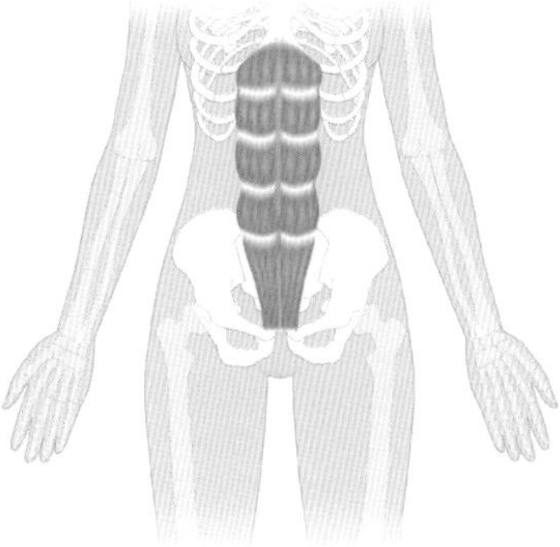

腹直肌反射痛區域

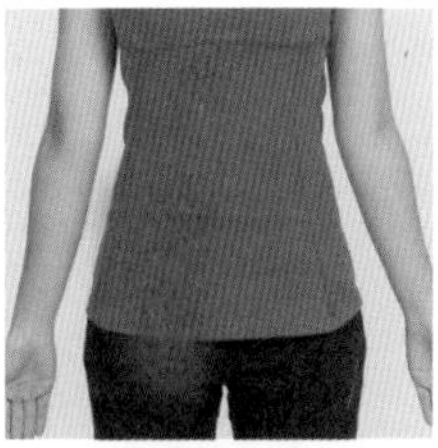

（正面）

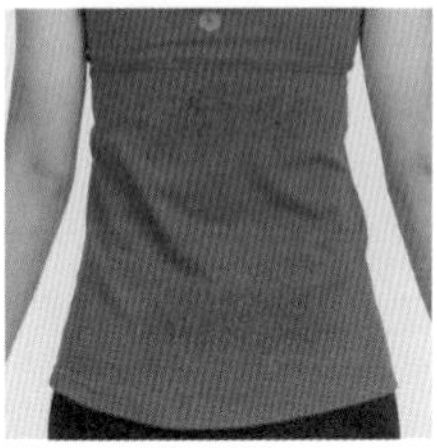

（背面）

腹內斜肌&腹外斜肌

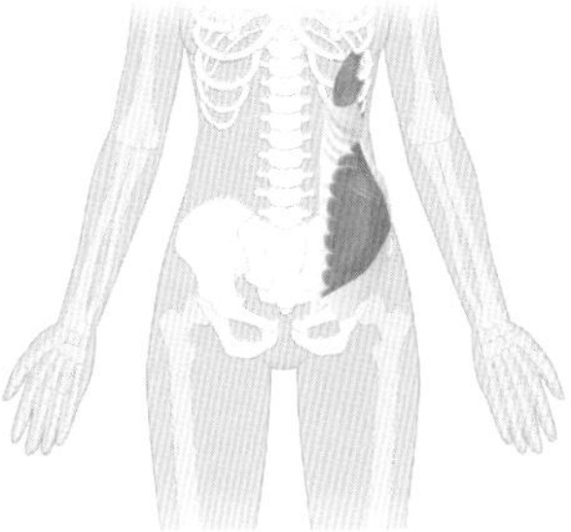

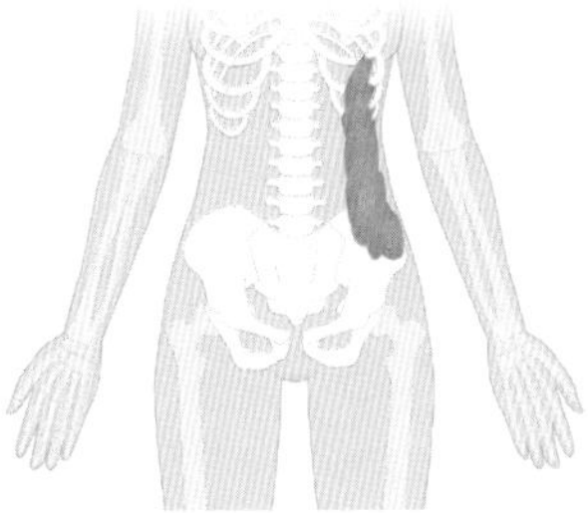

腹內斜肌&腹外斜肌反射痛區域

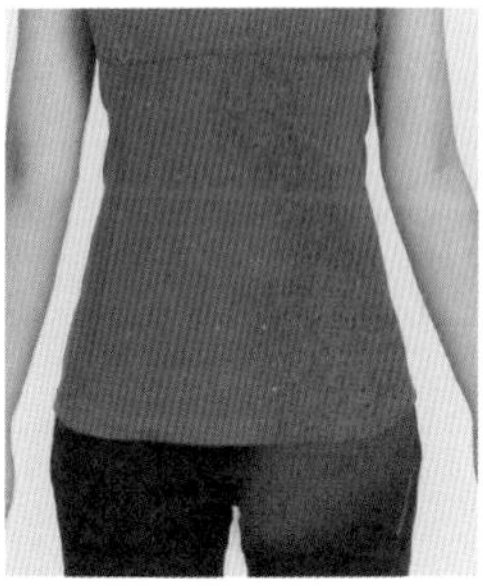

按摩肚臍四周肌肉

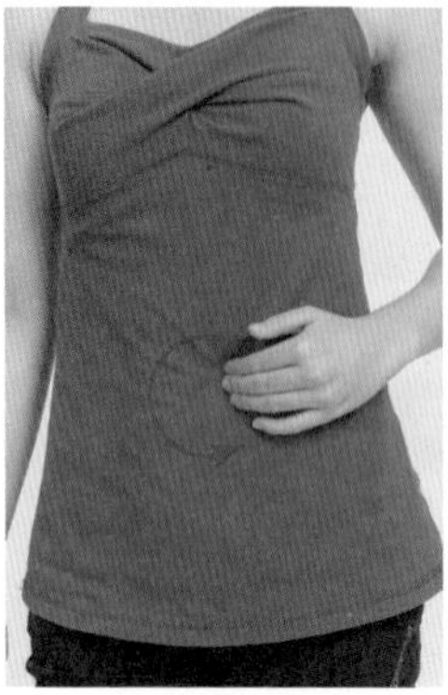

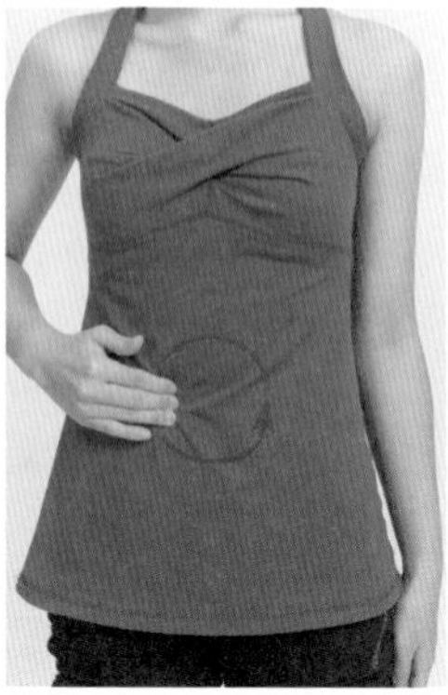

按摩肚臍四周肌肉

1. 合併三指，沿著肚臍四周用力揉按。

腹直肌伸展運動

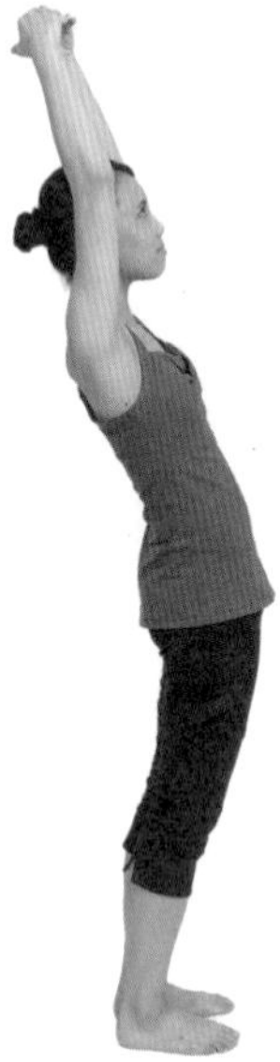

腹直肌伸展運動

1. 如圖所示，就是伸懶腰的動作，直到腹部有緊繃感，即代表伸展到腹直肌。
2. 持續10秒，共10次。

* 重點提醒：如果腹部沒有緊繃感，則必須採用主動收縮的方式讓肌肉恢復正常功能。

腹直肌主動收縮運動

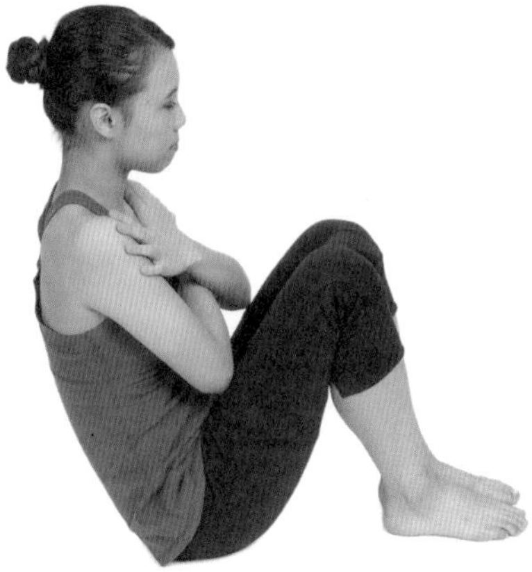

腹直肌主動收縮運動

1. 就是屈膝的仰臥起坐。
2. 屈膝的方式才是主要由腹直肌來完成。
3. 不用抱頭的方式，避免頸椎受傷。

腹內斜肌 & 腹外斜肌主動收縮與伸展運動

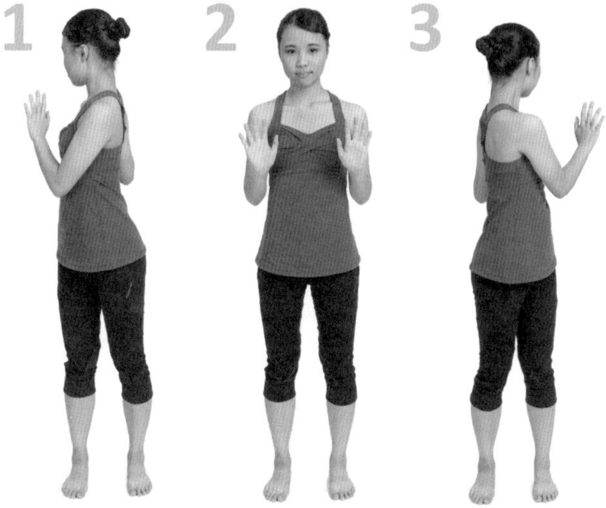

腹內斜肌&腹外斜肌
主動收縮與伸展運動

1. 站姿時雙腳與肩同寬，背對牆壁，距牆約30公分。
2. 雙腳固定不動，上半身盡量往後旋轉，以雙手手掌接觸牆壁。
3. 相同的動作往另一側旋轉，來回各10次。

* 重點提醒：剛開始動作時必須緩和，以免拉傷；腳跟必須緊貼地面才是正確的動作。

背部側面痛

背部側面痛來字於胸髂肋肌出了問題，它屬於豎脊肌其中的一支，形成原因跟豎脊肌僵硬緊繃有關係，可能是背部伸肌群或是胸椎一、二椎偏了導致僵硬，因此背部側面疼痛要獲得緩解的話，要先解決豎脊肌問題。

緩解步驟：

1. 關鍵十部位各按摩 20~30 下，或是 0.5~1 分鐘
2. 按摩豎脊肌 5~10 分鐘
3. 豎脊肌主動收縮運動

背部側面痛的相關肌肉及反射痛區域

▶ 豎脊肌

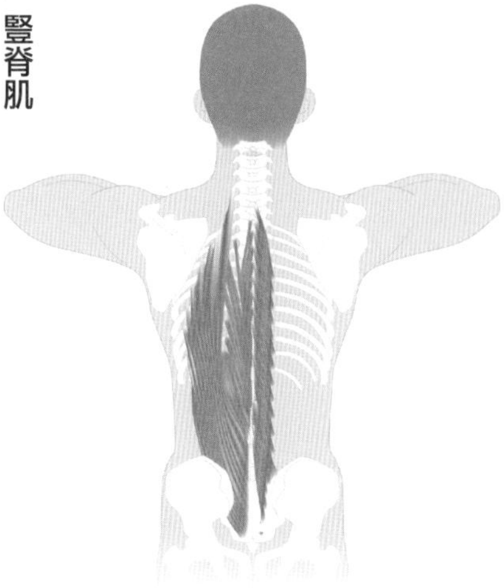

▶ 豎脊肌反射痛區域

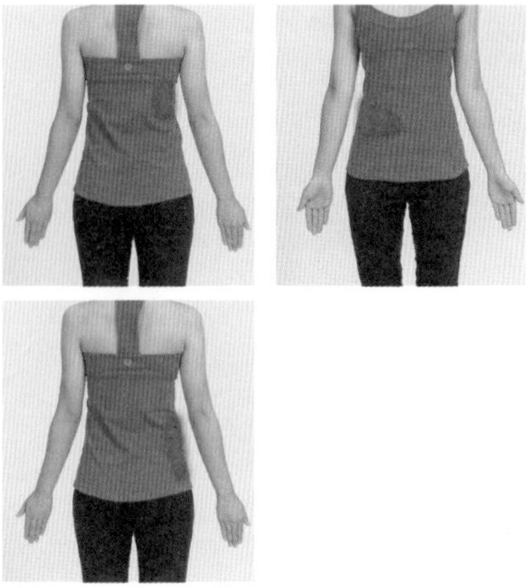

豎脊肌主動收縮運動

1

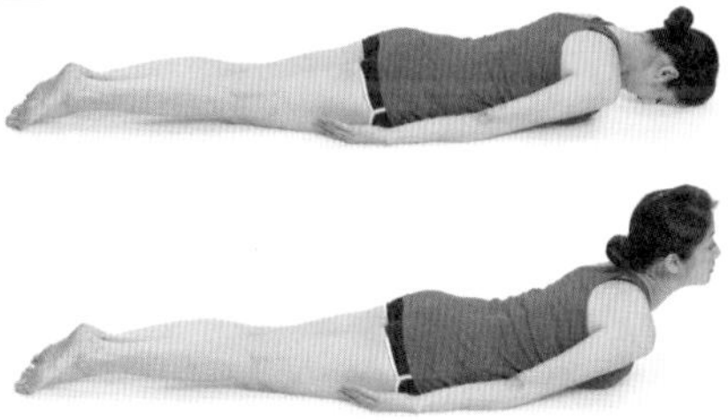

2

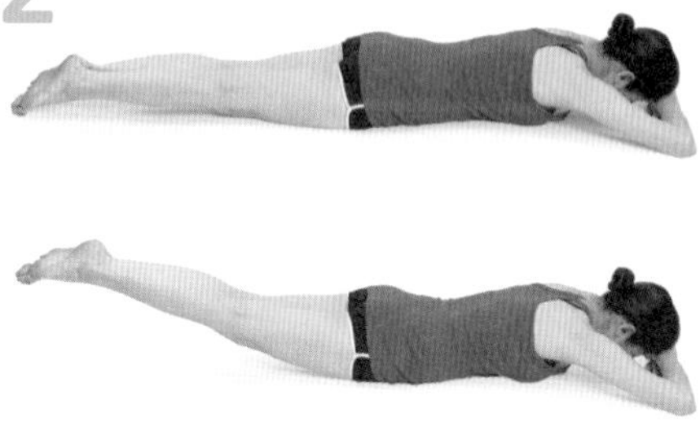

豎脊肌主動收縮運動

1-1. 趴於地上，雙手伸直置於身體兩側，雙腳併攏。

1-2. 利用背部的肌肉力，將頭抬起約60度，維持10秒。此動作可舒緩上部豎脊肌群。

2-1. 臉朝下，趴於地上，雙掌交疊置於額下，雙腳併攏。

2-2. 用力將雙腳抬起約45度，維持10秒。此動作可舒緩下部豎脊肌群。

◦閃到腰

閃到腰有五種成因，第一種是因為椎間盤影響而產生的脊椎錯位。第二種是單純錯位，椎間盤並沒有影響，屬脊椎排列上的問題。第三種就是急性拉傷，任何與腰部相關肌肉拉傷都有可能發生閃到的現象，最常見的就是髂腰肌跟腰方肌這組，其次是豎脊肌。第四種原因是由下肢引起，也就是臀大肌跟大腿後側肌群的問題。最後一種則是腹肌引起，比較少見。

通常閃到腰可做的處理方式，急性期就是冰敷，因為患者自己很難有能力區分到底是什麼原因造成閃到腰，因此先冰敷劇痛的區域和上述所有可能的肌肉，每次冰敷 20~30 分鐘，24 小時後可改熱敷；或是熱敷與冰敷交替，每個時段 3~5 分鐘。**若發生這種急性拉傷，建議不要進行任意按摩或伸展運動**，冰敷後如果沒有明顯緩解，應尋求醫生治療。

Part 6

下肢酸痛緩解 DIY

醫學證實，人的肌力老化從腿部開始，下肢支撐人體的站立與行走，當下肢肌力不足時，連普通走路都會覺得疲累，行動力便大大受阻，影響活力。

下肢酸痛緩解方法一樣是需先確認脊椎的正常與否。首先，先確認下肢兩邊的臀大肌跟大腿內側膝蓋上的半腱肌與半膜肌（內側膕膀肌）有無僵硬，接著上肢五個重要關鍵部位、腹部肚臍四周肌肉再確認一下，若都鬆開了，脊椎就會正，再做幾個動作，脊椎恢復正常的機率就高了。

如果時間有限，有一個簡單方法可約略篩檢脊椎是否有異常，那就是檢查下肢臀大肌、膕膀肌，以及上肢三頭肌是否僵硬，如果有僵硬狀況，很容易發生脊椎排列異常的問題。因此，為保險起見，無論下肢哪個部位酸痛，都要先緩解臀大肌、膕膀肌與三頭肌，除非疼痛即是因為臀大肌、膕膀肌引起，那麼它們就擺在最後處理。

當脊椎確認後，即可進入肌筋膜療法。下肢也有五個關鍵部位能夠有效緩解酸痛，不管哪裡痛，都要先按這五個部位（請見P.00）。不過，這五個部位中，因為確認脊椎是否正常的臀大肌與膕膀肌之前已按過，因此這時只要按摩剩下的三個部位即可。同樣地，若該部位就是引發酸痛的關鍵部位，那麼就擺在最後處理。

臀部與坐骨神經痛

坐骨神經痛的症狀是人體的臀部後側、以及大腿的後側，發生類似神經抽痛的不舒適感，嚴重時甚至不良於行。主要來自兩種狀況，第一種與脊椎神經有關，可能是脊椎歪、凸、往前滑脫，或是脊椎本身的退化與病變，壓迫到脊椎神經而產生疼痛，必須先將脊椎的排列恢復正常，才有辦法緩解坐骨神經痛。第二種情形則是單純的肌筋膜疼痛症候群（MFPS）所引發的轉移痛（refer-pain），只需要舒緩相關的肌肉即可。不論是哪一種，都必須先治療臀大肌與膕旁肌。

脊椎確認好了，就可進入肌筋膜的治療，先按鼠蹊部的髂腰肌，再按小腿前側的脛前肌、膝蓋後側下方的腓腸肌，**最後再按有酸痛的臀大肌與膕旁肌的區域**。

緩解步驟：

1. 為確認脊椎正常，臀大肌、膕旁肌與肌四頭肌各按摩 20~30 下，或是 0.5~1 分鐘
2. 髂腰肌、脛前肌、腓腸肌各按摩 20~30 下，或是 0.5~1 分鐘
3. 按摩臀大肌與膕旁肌各 5~10 分鐘
4. 臀大肌主動收縮運動
5. 膕旁肌伸展運動
6. 膕旁肌主動收縮運動

臀部與坐骨神經痛的相關肌肉及反射痛區域

▶ 臀大肌

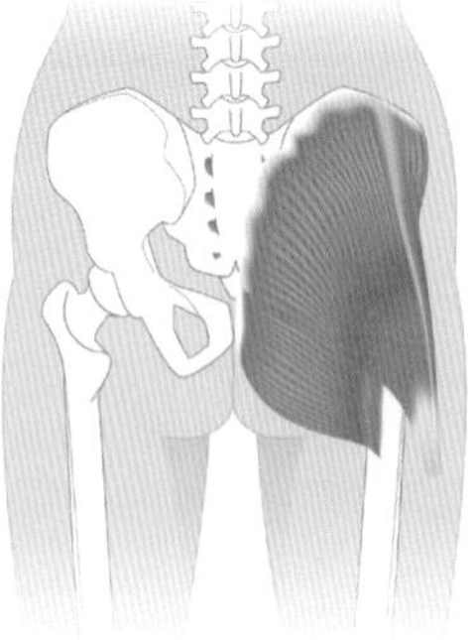

▶ 臀大肌反射痛區域

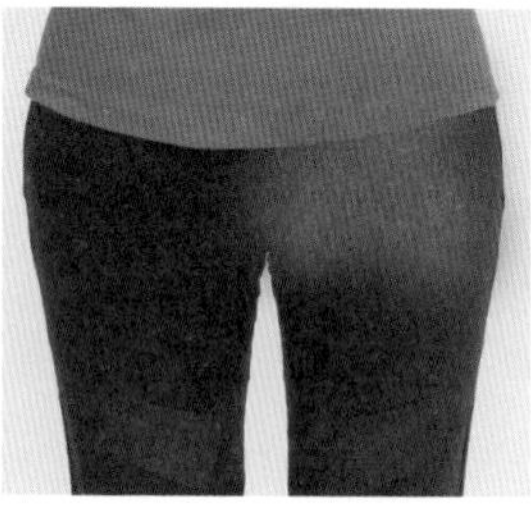

▶ 梨狀肌

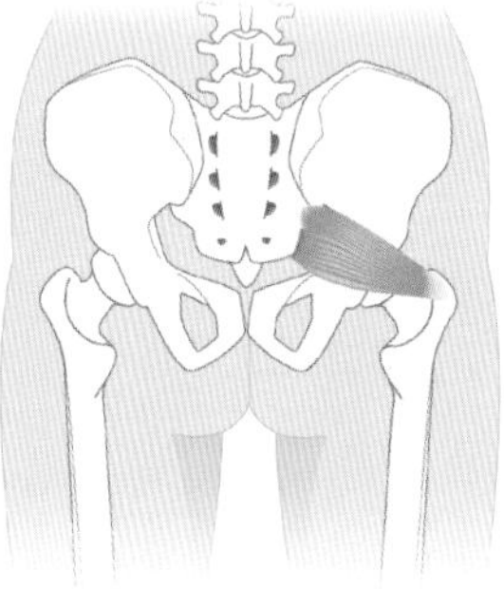

▶ 梨狀肌反射痛區域

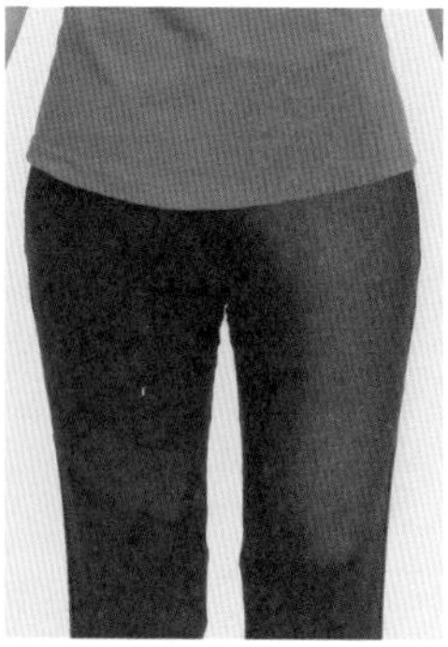

臀部與坐骨神經痛的相關肌肉及反射痛區域

▶ 腰方肌（髂腰肌）

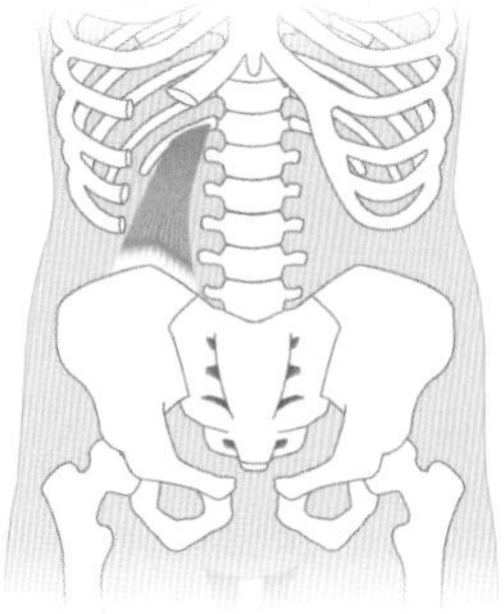

▶ 腰方肌反射痛區域

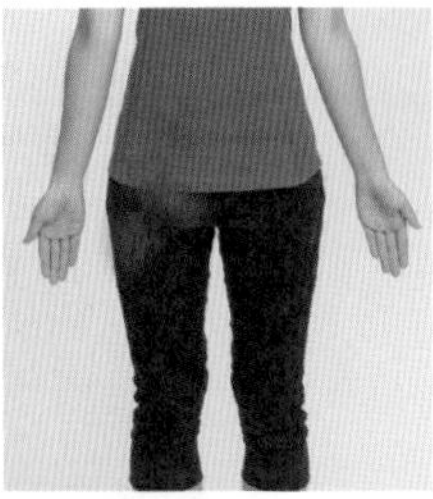

（正面）

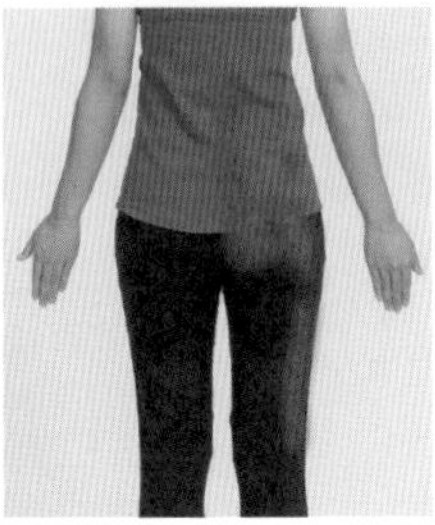

（背面）

▶ 膕膀肌

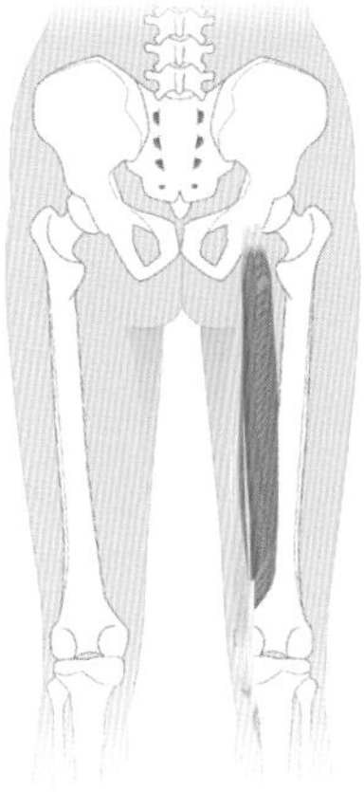

▶ 膕膀肌反射痛區域

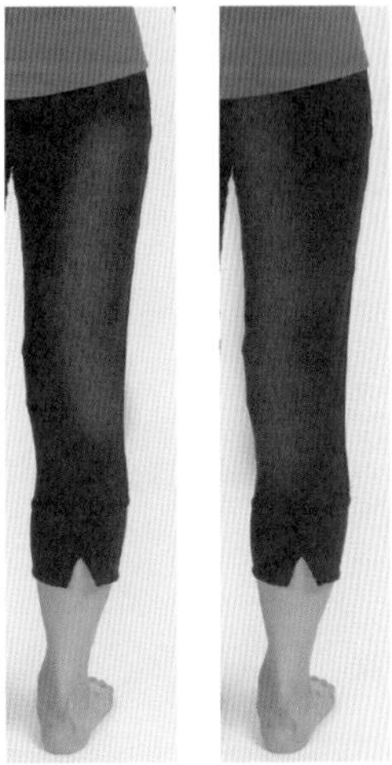

臀大肌主動收縮運動

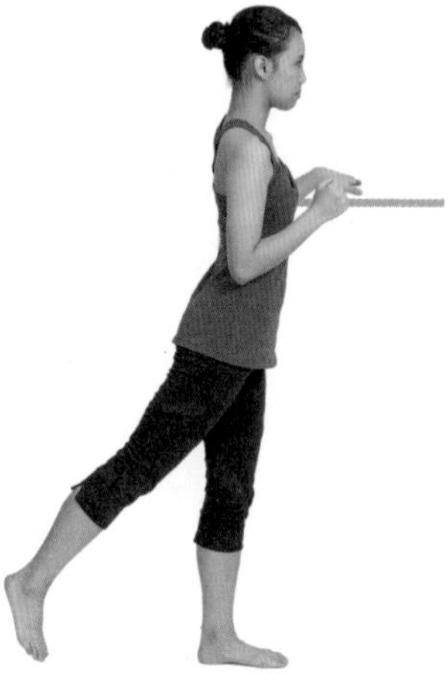

臀大肌主動收縮運動

1. 站姿時，上半身保持正直，固定不動，右腳膝蓋打直，整隻腳往後伸、往後踢，到達最大範圍並維持2秒。
2. 重複10次後，換左腳也做10下。

* 重點提醒：

1.必須保持上半身不跟著前後晃動，才能用到臀大肌的力量。
2.若是採取趴的姿勢抬腿，必須肚子貼著地面，才算用到臀大肌的力量。

大腿後側肌群（膕旁肌）伸展運動

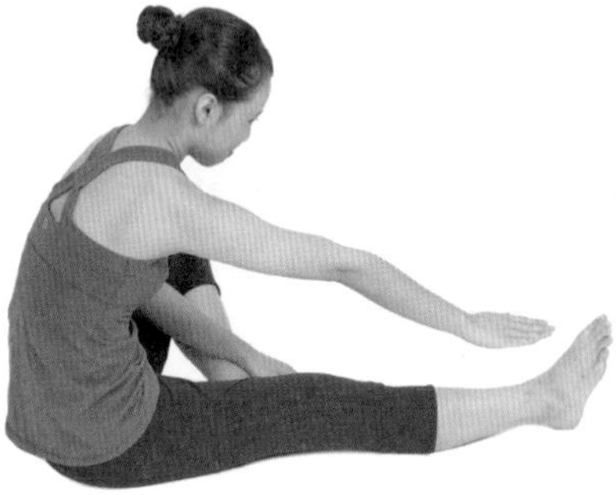

大腿後側肌群（膕旁肌）伸展運動

1. 如圖所示，左腳呈盤腿姿勢，要伸展之右腳，膝蓋伸直，坐在地板上。
2. 身體前傾，以右手接近右腳趾，直到右腳膝蓋後方有緊繃感，維持15秒。
3. 左右交替伸展，各10次。

* 重點提醒：必須注意身體前傾，腰部盡量挺直，以腹部接近大腿，而不是低頭貼近。

大腿後側肌群（膕膀肌）主動收縮運動

1
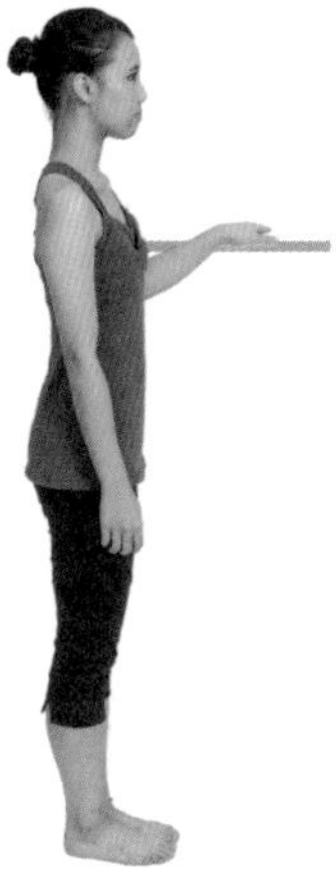
2
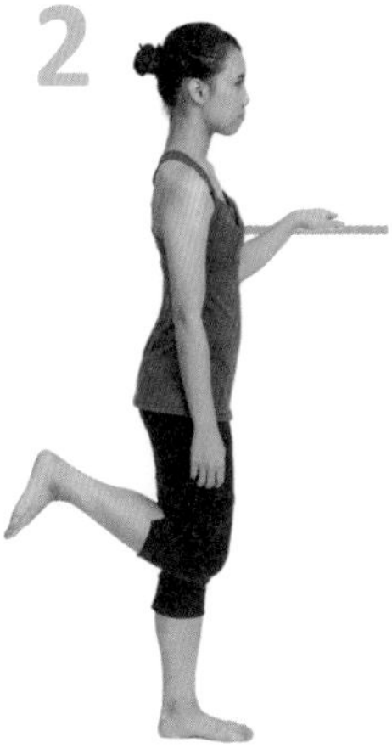

大腿後側肌群（膕膀肌）主動收縮運動

1. 站姿時，右腳向後勾，類似用後腳跟踢同側之臀部。
2. 每邊5次，然後換邊用力5次。
3. 重複兩回，等於每隻腳各10下。

* 重點提醒：用力時，大腿與膝蓋不需要跟著往後踢，而且用力後立刻放下，不需停留。

○鼠蹊部痛

鼠蹊部痛跟髂腰肌相關，與臀部與坐骨神經痛的確認方式一樣，先確認脊椎有無問題，再按小腿前側的脛前肌、膝蓋後側下方的腓腸肌，**最後按與疼痛相關的髂腰肌。**

緩解步驟：

1. 為確認脊椎正常，臀大肌、膕膀肌與股四頭肌各按摩 20~30 下，或是 0.5~1 分鐘
2. 脛前肌、腓腸肌各按摩 20~30 下，或是 0.5~1 分鐘
3. 按摩鼠蹊部髂腰肌 5~10 分鐘
4. 髂腰肌伸展運動
5. 髂腰肌主動收縮運動
6. 股四頭肌伸展運動
7. 股四頭肌主動收縮運動

鼠蹊部痛的相關肌肉及反射痛區域

▶ 髂腰肌

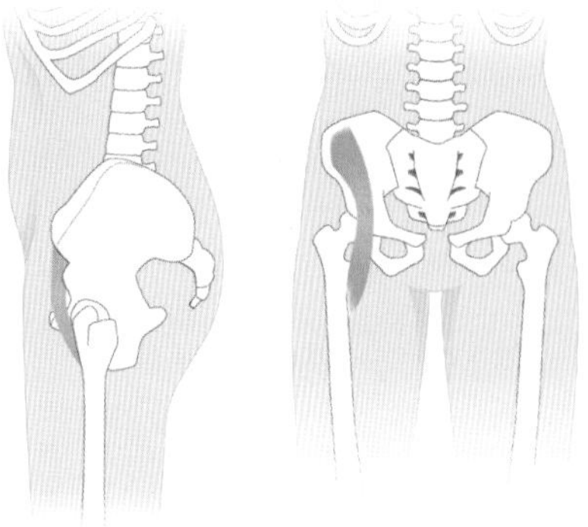

▶ 髂腰肌反射痛區域

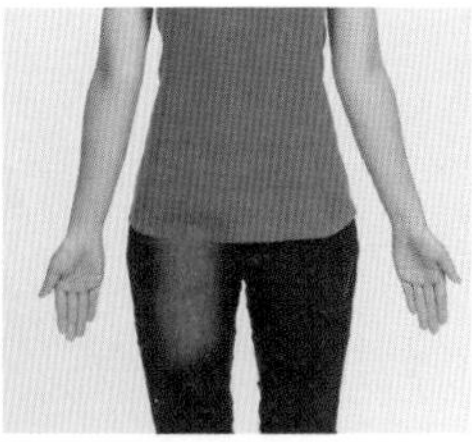

（正面）

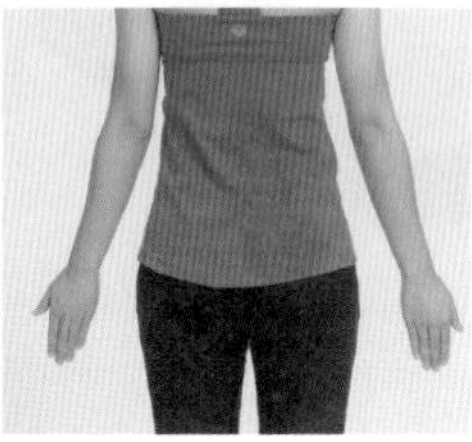

（背面）

▶ 股中間肌

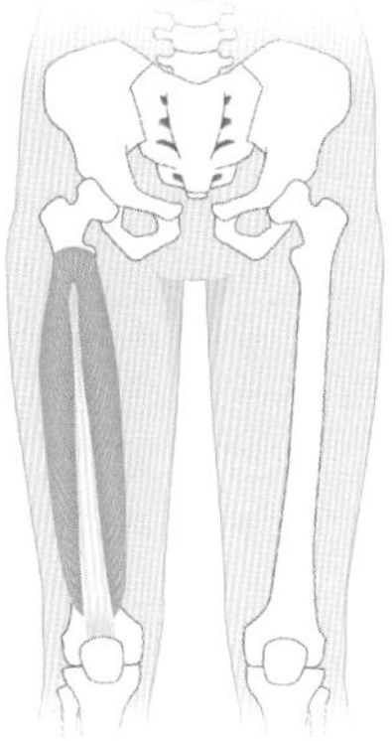

▶ 股中間肌反射痛區域

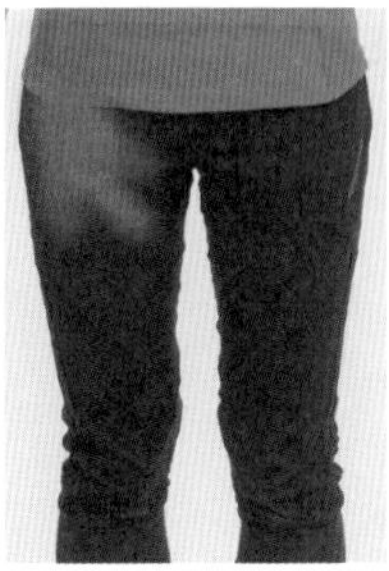

髂腰肌伸展運動

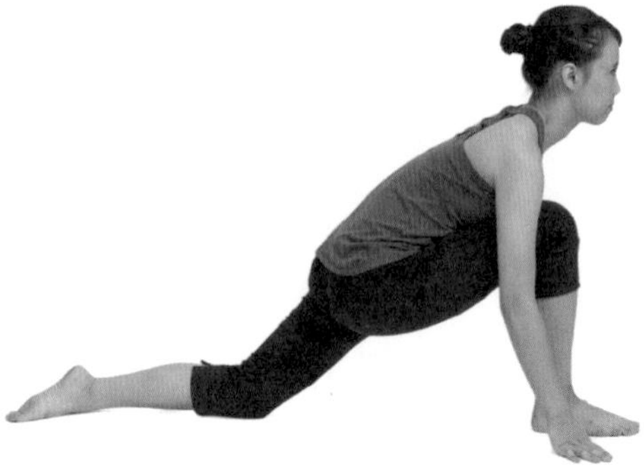

髂腰肌伸展運動

1. 如圖所示，類似起跑的姿勢，前腳的小腿保持正直，膝蓋不可以超越腳尖，胸口貼近前腳的大腿，雙手扶地、或扶著凳子，協助維持平衡。
2. 重心在前腳，步驟1當中的姿勢維持固定下，另一腳盡量向後延伸，直到後腿的鼠蹊部區域有被拉開的感覺，如此維持15秒。
3. 兩腿交互伸展運動，每次15秒，各10次。

* 重點提醒：步驟1的姿勢必須保持固定不動，才能夠確實伸展到髂腰肌。

髂腰肌主動收縮運動

1

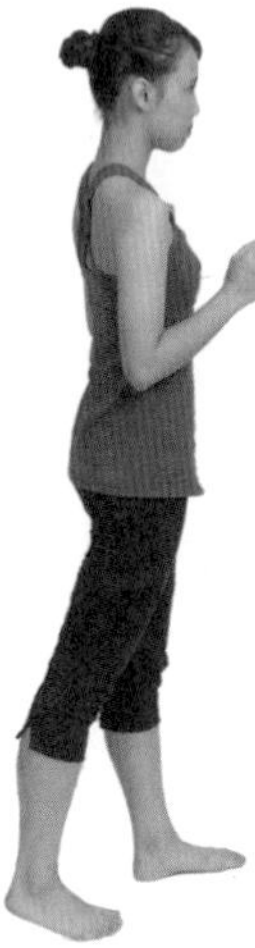

2

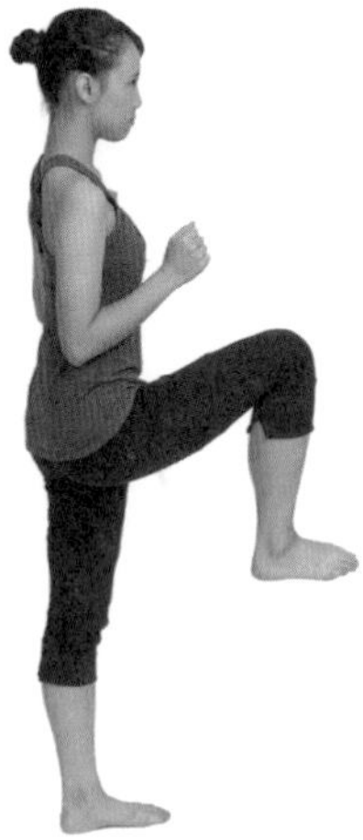

髂腰肌主動收縮運動

1. 就是髖關節屈曲運動，在膝蓋彎曲的狀況下，將大腿迅速抬高。
2. 單腳連續抬10次後，再換另一腳。

股四頭肌伸展訓練

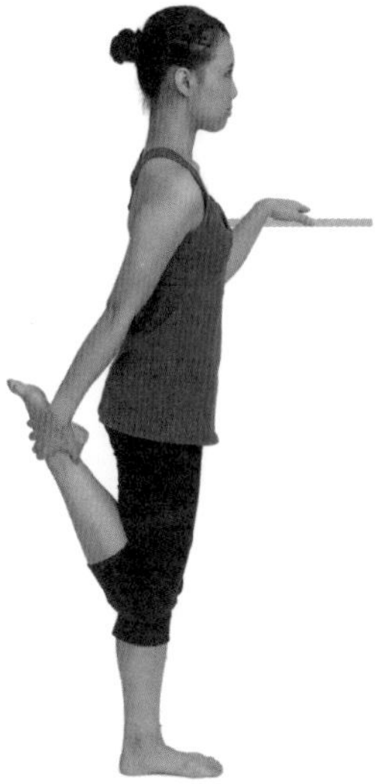

四頭肌伸展訓練

1. 如圖所示，左手扶著桌子保持平衡，以右手抓住右腳踝，讓右腳跟接近臀部，此時右大腿前側會有緊繃感，即達到伸展的效果。
2. 伸展10秒後，換另一腳，如此重複各10次。

股四頭肌主動收縮運動

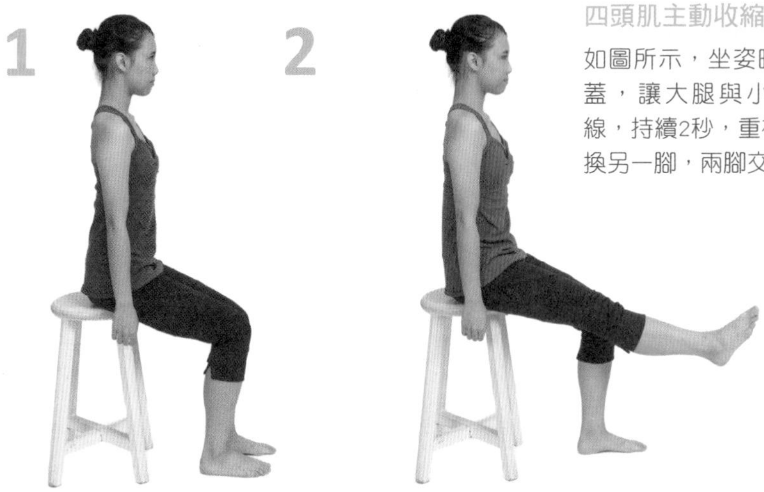

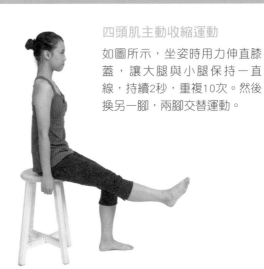

四頭肌主動收縮運動

如圖所示，坐姿時用力伸直膝蓋，讓大腿與小腿保持一直線，持續2秒，重複10次。然後換另一腳，兩腳交替運動。

髖關節區域痛

髖關節痛分成兩種，一種是直接的痛，另一種是當進行某種角度時才會感到疼痛。雖然第二種疼痛對大部分人的日常生活不會造成太大的不便，但對某些特定人士來說則有影響，例如瑜伽老師，可能需做盤腿動作，當這個姿勢造成髖關節不適時，就沒辦法示範，必須解決。

緩解方式與其他部位一樣，先確認脊椎排列，關鍵部位不管順序輪流按，再做與這個動作有關的伸展運動，先把這些肌肉都按鬆了再伸展，效果才會好。**髖關節跟臀大肌、髂腰肌有關，因此最後再按這兩個部位。**

緩解步驟：

1. 為確認脊椎正常，膕旁肌與股四頭肌各按摩 20~30 下，或是 0.5~1 分鐘
2. 脛前肌、腓腸肌各按摩 20~30 下，或是 0.5~1 分鐘
3. 按摩臀大肌、髂腰肌 5~10 分鐘
4. 髂腰肌伸展運動
5. 髂腰肌主動收縮運動

髖關節區域痛的相關肌肉及反射痛區域

臀大肌

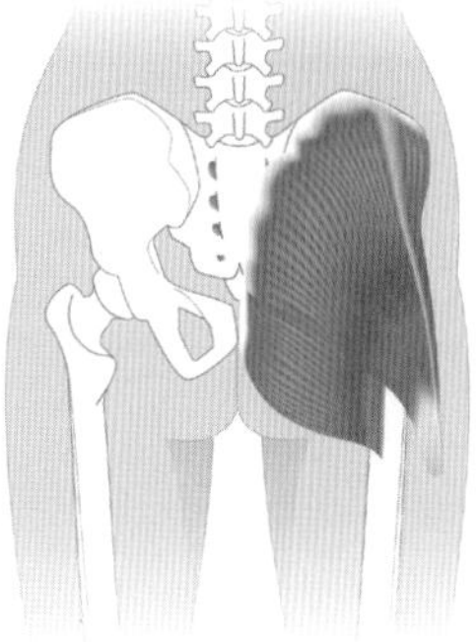

臀大肌反射痛區域

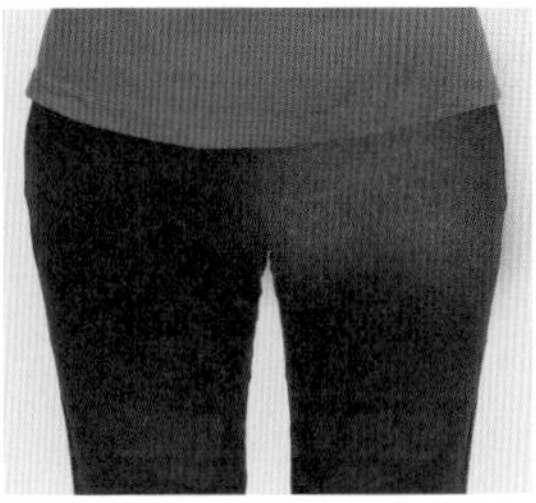

髂腰肌

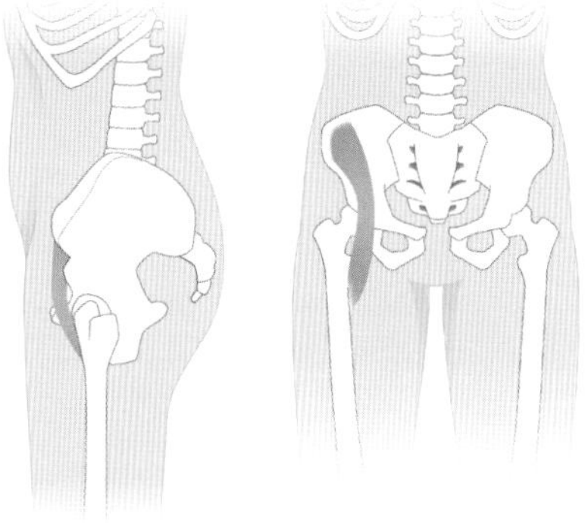

髂腰肌反射痛區域

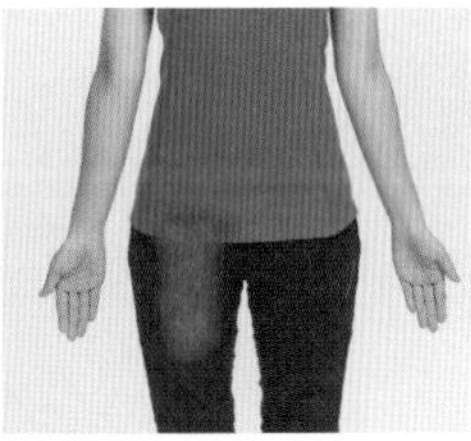

（正面）

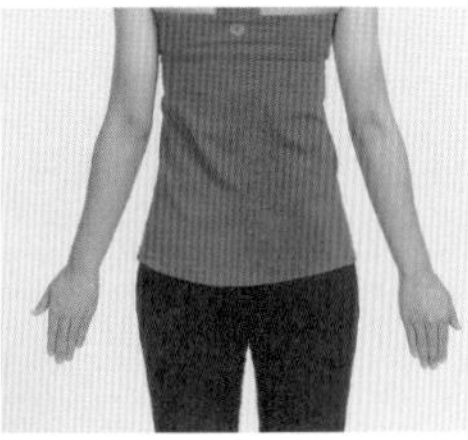

（背面）

髖關節區域痛的相關肌肉及反射痛區域

▶ 闊筋膜張肌

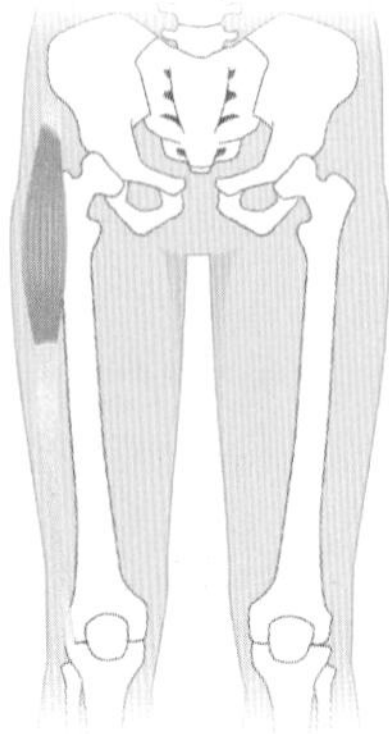

▶ 闊筋膜張肌反射痛區域

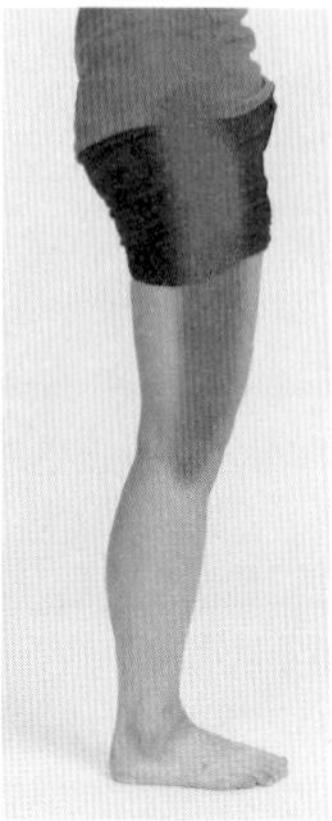

髂腰肌伸展運動

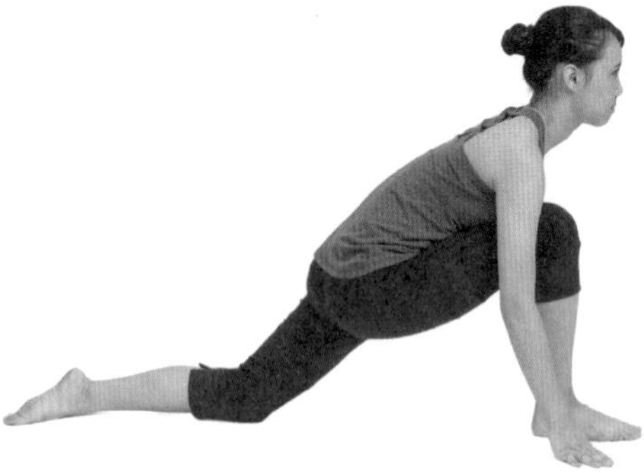

髂腰肌伸展運動

1. 如圖所示，類似起跑的姿勢，前腳的小腿保持正直，膝蓋不可以超越腳尖，胸口貼近前腳的大腿，雙手扶地、或扶著凳子，協助維持平衡。
2. 重心在前腳，步驟1當中的姿勢維持固定下，另一腳盡量向後延伸，直到後腿的鼠蹊部區域有被拉開的感覺，如此維持15秒。
3. 兩腿交互伸展運動，每次15秒，各10次。

* 重點提醒：步驟1的姿勢必須保持固定不動，才能夠確實伸展到髂腰肌。

髂腰肌主動收縮運動

1

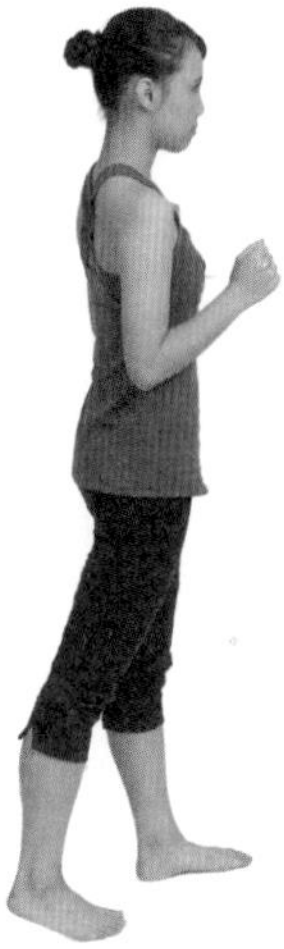

2

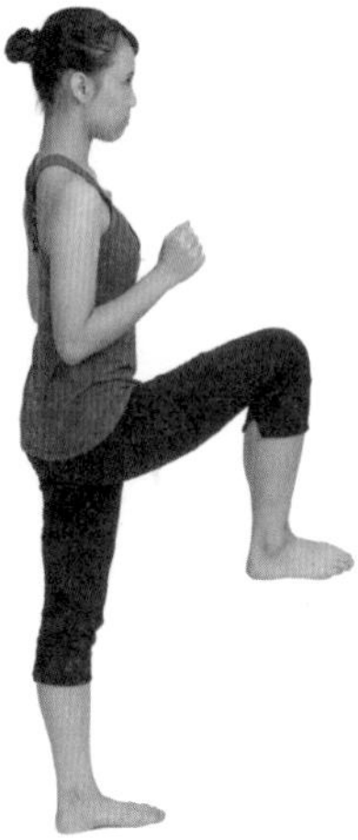

髂腰肌主動收縮運動

1. 就是髖關節屈曲運動，在膝蓋彎曲的狀況下，將大腿迅速抬高。
2. 單腳連續抬10次後，再換另一腳。

膝蓋痛

膝蓋不舒服是很多上了年紀的人的痛處，很多人都以為是自己膝蓋開始退化了，才會感到疼痛。但在臨床經驗上，即使是 65 歲以上的老人，因為退化改變結構而引起膝蓋不適的比例約占一半，也就是說，有一半的人是因為肌肉過於緊繃僵硬或肌力不足，才會引起不適。

退化性關節炎因為是根本結構出了問題，因此沒有辦法藉由外力復原，除非是增生療法 PRP 這類技術，才有辦法將結構已經受損的地方修補。所以，最好的方式，就是在它還沒那麼嚴重之前，趕快解決。至於要如何分辨自己是膝蓋退化還是肌肉僵硬，一般患者無法區分，應交給專業醫師診斷。

不過，無論是退化或肌肉緊繃，都可以用肌筋膜療法改善不適症狀，也可防止惡化。

如果是膝蓋正面疼痛，其緩解步驟是先把臀大肌、膕膀肌、腓腸肌、脛前肌都鬆開了，最後再按所屬的鼠蹊部骼腰肌，比較特別的是，還要按按整個大腿前側，也就是股四頭肌，才會有效。

如果是外側疼痛，前面步驟一樣，只是最後按的不是股四頭肌，而是闊筋膜張肌。如果是內側疼痛，即膝蓋骨頭縫以上的位置，關鍵重點是腓腸肌，因此要擺在最後按。如果是後面疼痛，擺在最後按的關鍵肌肉是腓腸肌跟膕膀肌。

▶ 膝蓋正面與內側下方痛

緩解步驟：

1. 為確認脊椎正常，臀大肌、膕膀肌與股四頭肌各按摩 20~30 下，或是 0.5~1 分鐘
2. 脛前肌、腓腸肌各按摩 20~30 下，或是 0.5~1 分鐘
3. 按摩鼠蹊部髂腰肌 5~10 分鐘
4. 按摩股四頭肌 5~10 分鐘
5. 股四頭肌伸展運動
6. 股四頭肌主動收縮運動

膝蓋正面痛與內側下方痛的相關肌肉及反射痛區域

▶ 股直肌

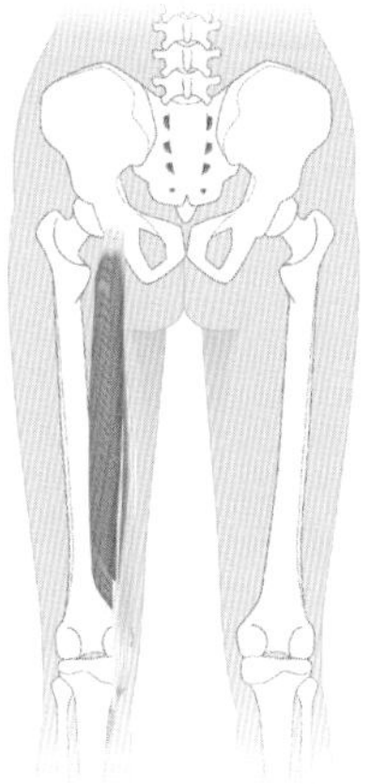

▶ 股直肌反射痛區域

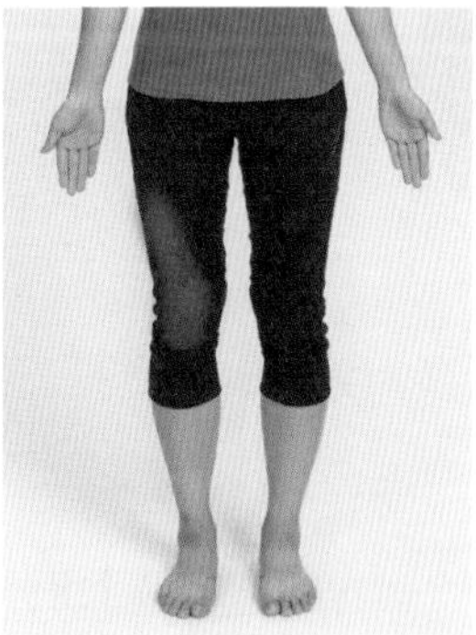

膝蓋正面痛與內側下方痛的相關肌肉及反射痛區域

▶ 股內側肌

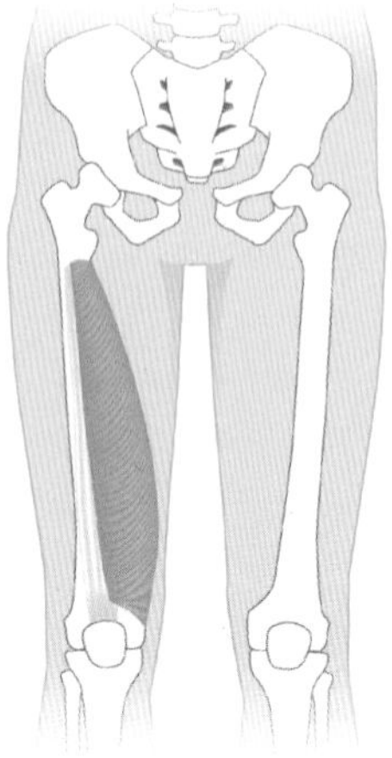

▶ 股內側肌反射痛區域

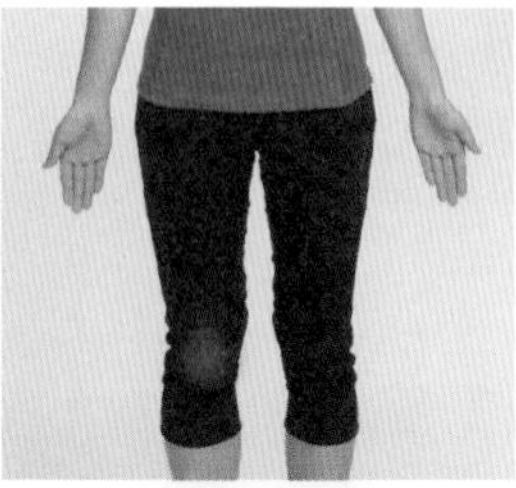

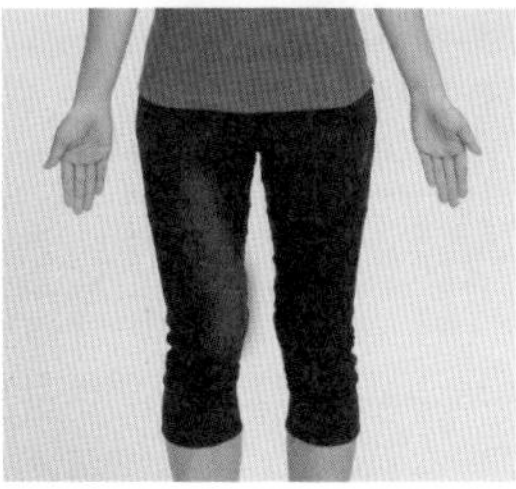

股四頭肌伸展訓練

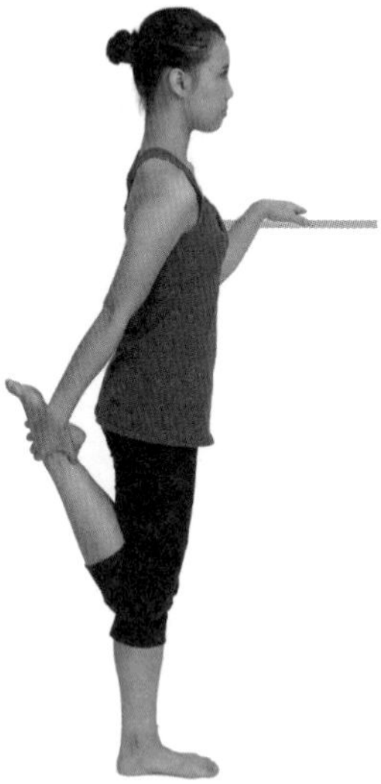

股四頭肌伸展訓練

1. 如圖所示，左手扶著桌子保持平衡，以右手抓住右腳踝，讓右腳跟接近臀部，此時右大腿前側會有緊繃感，即達到伸展的效果。
2. 伸展10秒後，換另一腳，如此重複各10次。

股四頭肌主動收縮運動

1 2

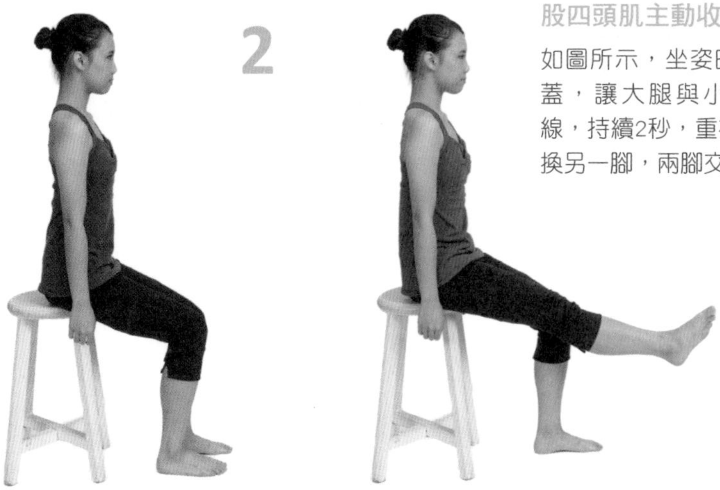

股四頭肌主動收縮運動

如圖所示，坐姿時用力伸直膝蓋，讓大腿與小腿保持一直線，持續2秒，重複10次。然後換另一腳，兩腳交替運動。

▶ 膝蓋內側上方痛

緩解步驟：

1. 為確認脊椎正常，臀大肌、膕旁肌與股四頭肌各按摩 20~30 下，或是 0.5~1 分鐘
2. 脛前肌、髂腰肌各按摩 20~30 下，或是 0.5~1 分鐘
3. 按摩腓腸肌 5~10 分鐘
4. 腓腸肌伸展運動
5. 腓腸肌主動收縮運動
6. 股四頭肌伸展運動
7. 股四頭肌主動收縮運動

膝蓋內側上方痛的相關肌肉及反射痛區域

▶ 腓腸肌

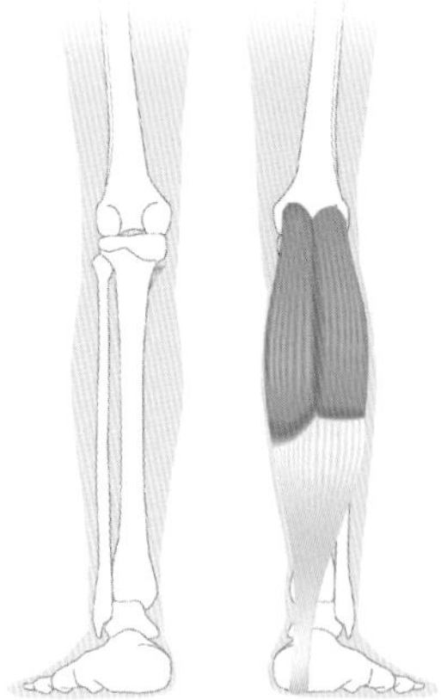

▶ 腓腸肌反射痛區域

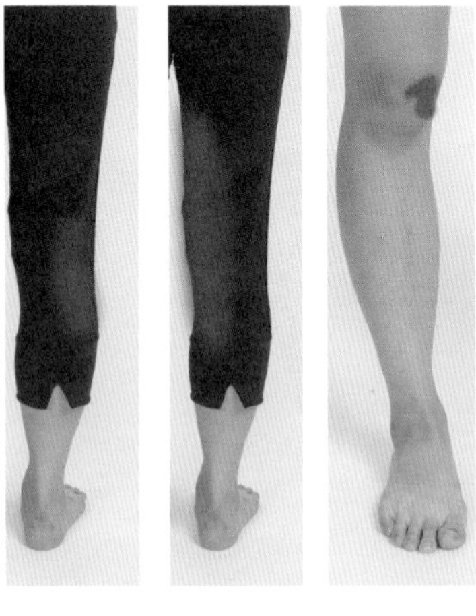

腓腸肌伸展運動

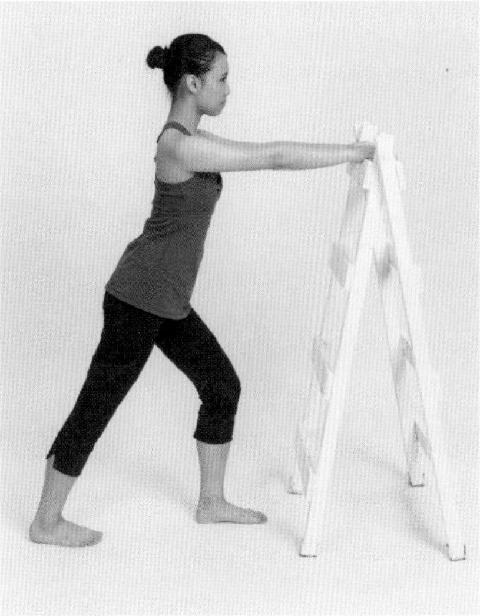

腓腸肌伸展運動

1. 如圖所示，採弓箭步，伸展後腳之小腿。
2. 確定後腳的動作，再將身體重心往前移，後腳的小腿有緊繃感，即達到伸展的效果。
3. 持續15秒，再換另一邊，反覆各做10次。

* 重點提醒：後腳跟必須緊貼地面，同時保持稍微內八字的姿勢。（腳尖朝內）

腓腸肌主動收縮運動

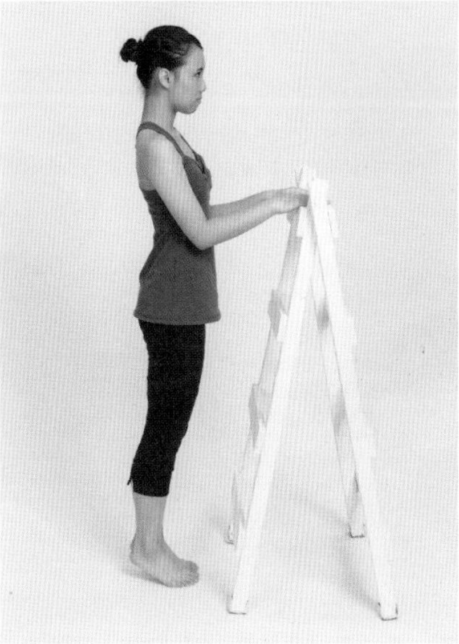

腓腸肌主動收縮運動

就是踮腳尖的動作，到達最點後維持2秒，然後放下，重複10次。

股四頭肌伸展訓練

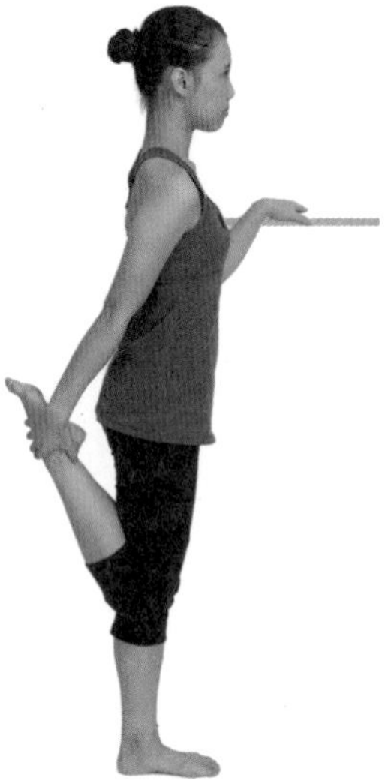

股四頭肌伸展訓練

1. 如圖所示，左手扶著桌子保持平衡，以右手抓住右腳踝，讓右腳跟接近臀部，此時右大腿前側會有緊繃感，即達到伸展的效果。
2. 伸展10秒後，換另一腳，如此重複各10次。

股四頭肌主動收縮運動

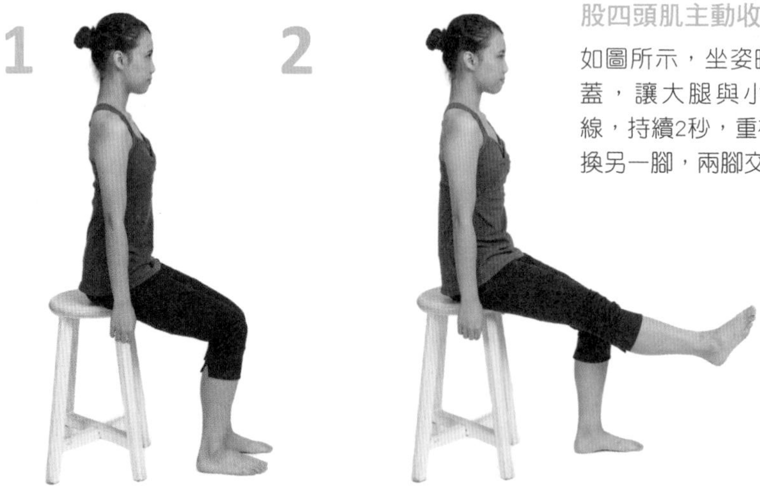

股四頭肌主動收縮運動

如圖所示，坐姿時用力伸直膝蓋，讓大腿與小腿保持一直線，持續2秒，重複10次。然後換另一腳，兩腳交替運動。

▶ 膝蓋外側痛

緩解步驟：

1. 為確認脊椎正常，臀大肌、膕旁肌與股四頭肌各按摩 20~30 下，或是 0.5~1 分鐘
2. 脛前肌、腓腸肌各按摩 20~30 下，或是 0.5~1 分鐘
3. 按摩鼠蹊部髂腰肌 5~10 分鐘
4. 按摩闊筋膜張肌 5~10 分鐘
5. 股四頭肌伸展運動
6. 股四頭肌主動收縮運動

膝蓋外側痛的相關肌肉及反射痛區域

▶ 股直肌

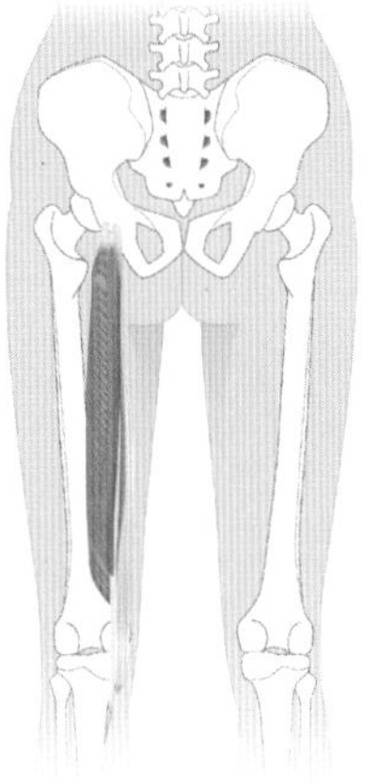

▶ 股直肌反射痛區域

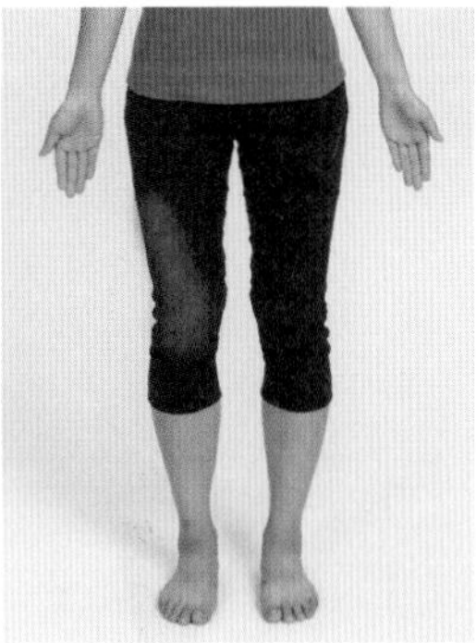

▶ 闊筋膜張肌

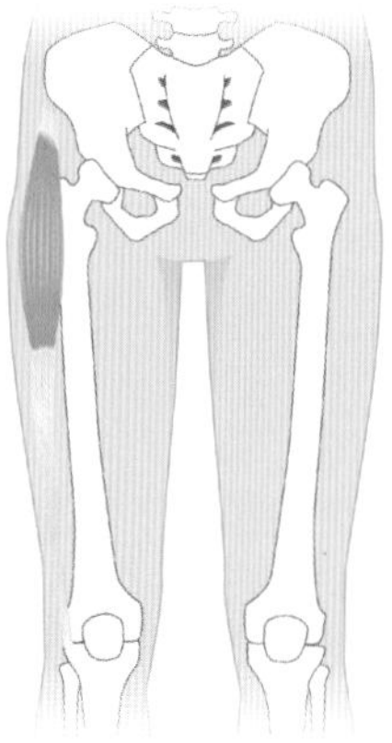

▶ 闊筋膜張肌反射痛區域

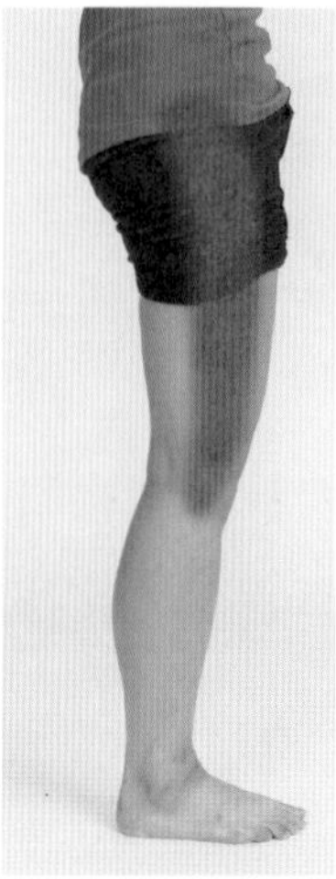

股四頭肌伸展訓練

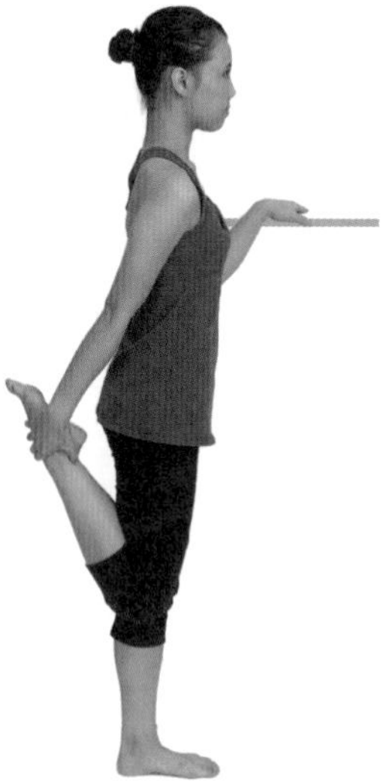

股四頭肌伸展訓練

1. 如圖所示，左手扶著桌子保持平衡，以右手抓住右腳踝，讓右腳跟接近臀部，此時右大腿前側會有緊繃感，即達到伸展的效果。
2. 伸展10秒後，換另一腳，如此重複各10次。

股四頭肌主動收縮運動

1

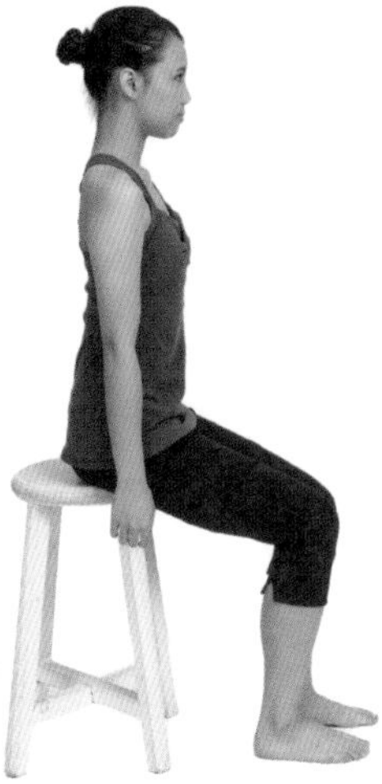

2

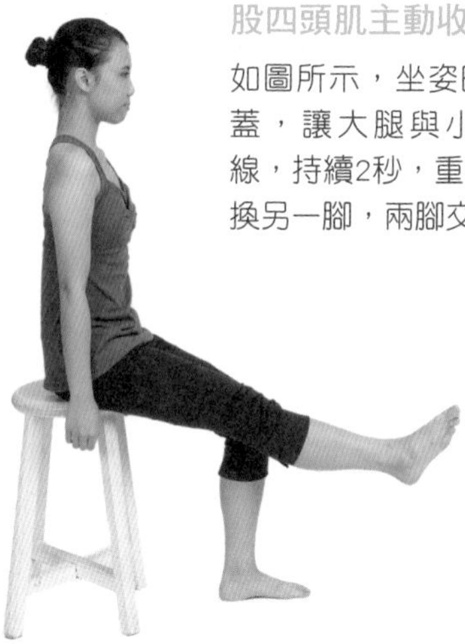

股四頭肌主動收縮運動

如圖所示，坐姿時用力伸直膝蓋，讓大腿與小腿保持一直線，持續2秒，重複10次。然後換另一腳，兩腳交替運動。

▶ 膝蓋後面痛

緩解步驟：

1. 為確認脊椎正常，臀大肌與股四頭肌各按摩 20~30 下，或是 0.5~1 分鐘
2. 脛前肌、髂腰肌各按摩 20~30 下，或是 0.5~1 分鐘
3. 按摩腓腸肌跟膕膀肌 5~10 分鐘
4. 腓腸肌伸展運動
5. 腓腸肌主動收縮運動
6. 膕膀肌伸展運動
7. 膕膀肌主動收縮運動

膝蓋後面痛的相關肌肉及反射痛區域

▶ 腓腸肌

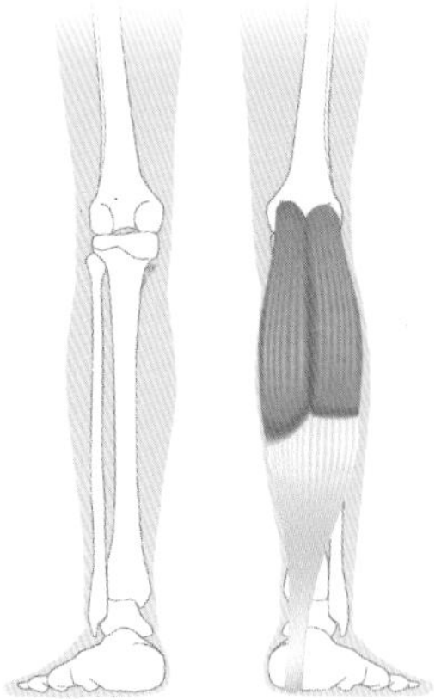

▶ 腓腸肌反射痛區域

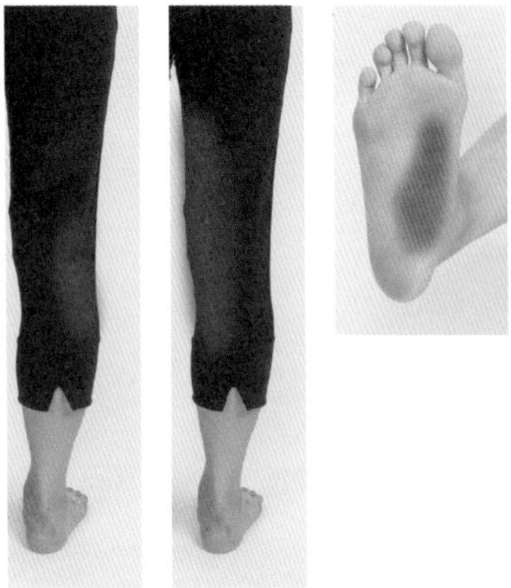

▶ 膕膀肌

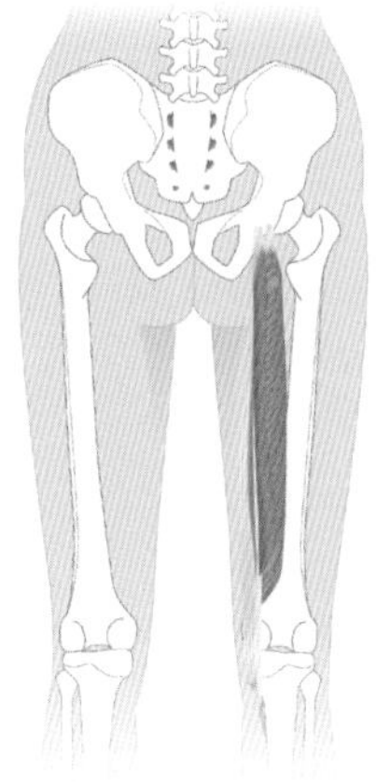

▶ 膕膀肌反射痛區域

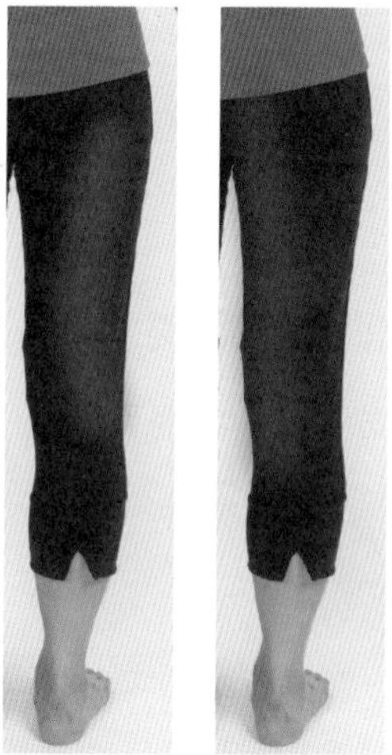

▶ 膕肌

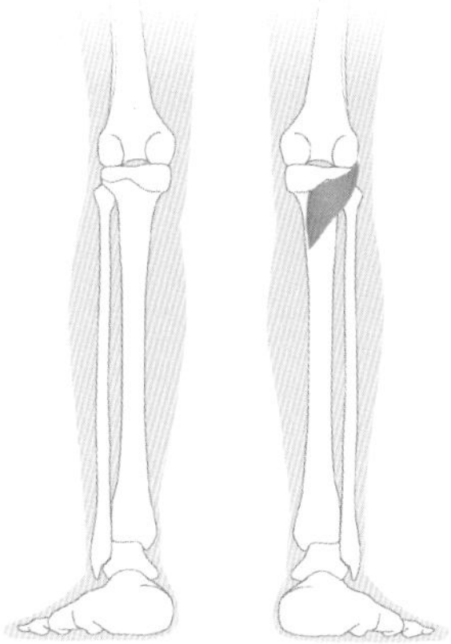

▶ 膕肌反射痛區域

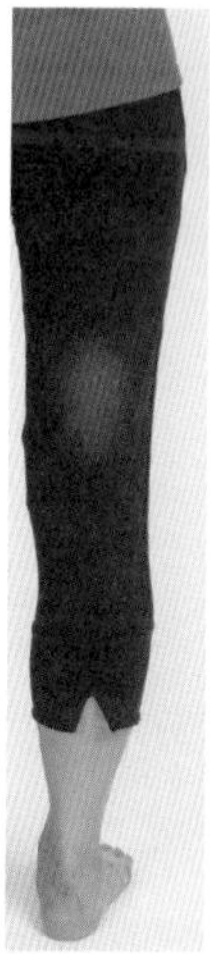

腓腸肌伸展運動

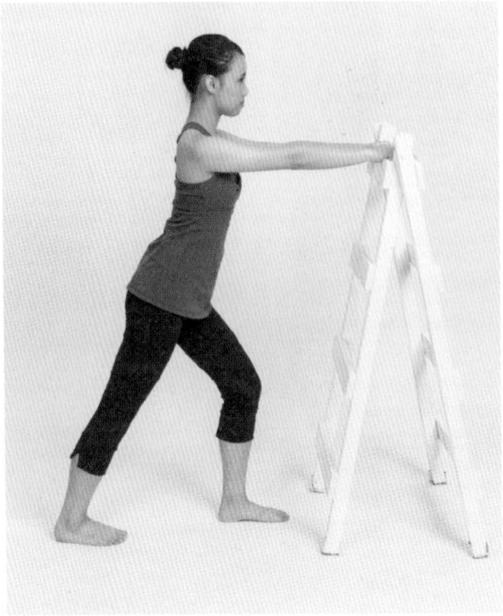

腓腸肌伸展運動

1. 如圖所示，採弓箭步，伸展後腳之小腿。
2. 確定後腳的動作，再將身體重心往前移，後腳的小腿有緊繃感，即達到伸展的效果。
3. 持續15秒，再換另一邊，反覆各做10次。

* 重點提醒：後腳跟必須緊貼地面，同時保持稍微內八字的姿勢。（腳尖朝內）

腓腸肌主動收縮運動

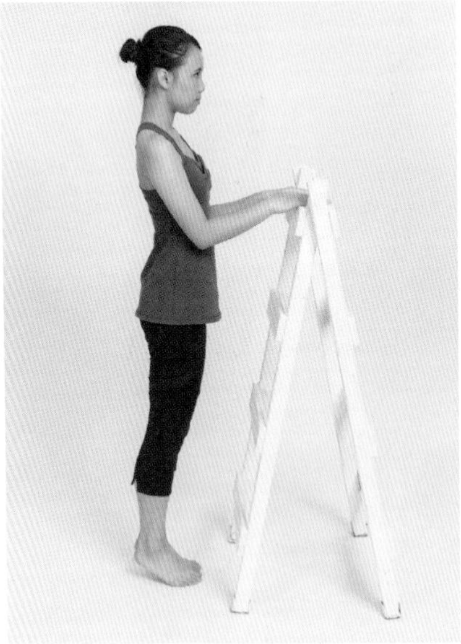

腓腸肌主動收縮運動

就是踮腳尖的動作，到達最點後維持2秒，然後放下，重複10次。

大腿後側肌群（膕膀肌）伸展運動

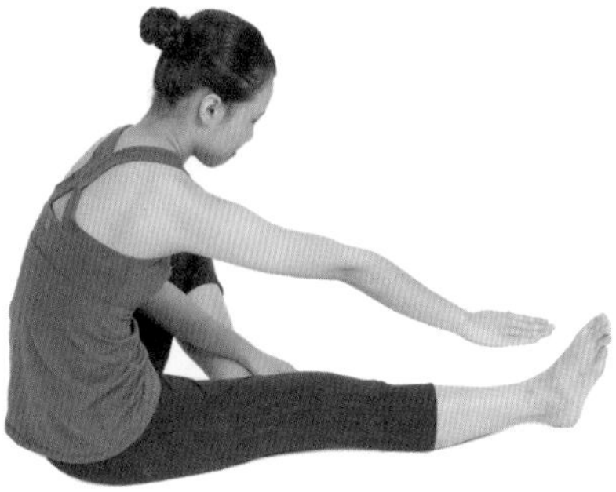

大腿後側肌群（膕膀肌）伸展運動

1. 如圖所示，左腳呈盤腿姿勢，要伸展之右腳，膝蓋伸直，坐在地板上。
2. 身體前傾，以右手接近右腳趾，直到右腳膝蓋後方有緊繃感，維持15秒。
3. 左右交替伸展，各10次。

* 重點提醒：必須注意身體前傾，腰部盡量挺直，以腹部接近大腿，而不是低頭貼近。

大腿後側肌群（膕膀肌）主動收縮運動

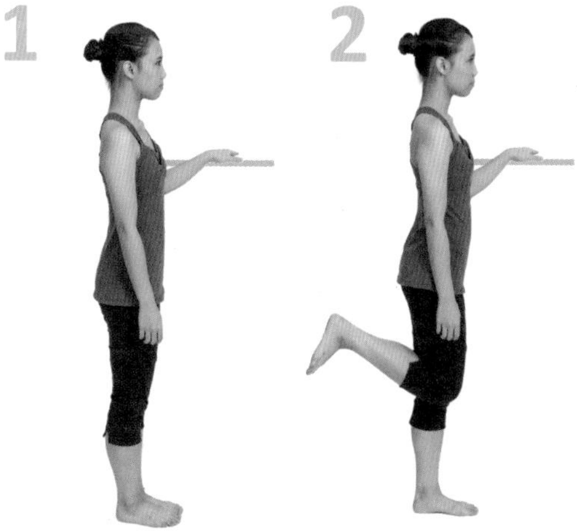

大腿後側肌群（膕膀肌）主動收縮運動

1. 站姿時，右腳向後勾，類似用後腳跟踢同側之臀部。
2. 每邊5次，然後換邊用力5次。
3. 重複兩回，等於每隻腳各10下。

* 重點提醒：用力時，大腿與膝蓋不需要跟著往後踢，而且用力後立刻放下，不需停留。

腳踝痛

引起腳踝痛的原因大部分跟小腿有關，所以小腿前側的脛前肌跟小腿背面的腓腸肌是關鍵肌肉，由於很難區分是哪一塊肌肉引起，所以先按摩其他關鍵部位，最後再按這兩個。

比較特殊的狀況是，少數人也會因為小腿側面的腓骨腸肌問題引起腳踝不適；也有人是腳背跟小腿交界正面不適，這時候脛前肌要擺最後按；還有人是整圈腳踝都感到不舒服，這種狀況下腓腸肌就要擺最後按。

緩解步驟：

1. 為確認脊椎正常，臀大肌、膕膀肌與股四頭肌各按摩 20~30 下，或是 0.5~1 分鐘
2. 髂腰肌按摩 20~30 下，或是 0.5~1 分鐘
3. 按摩脛前肌、腓腸肌 5~10 分鐘
4. 腓腸肌伸展運動
5. 腓腸肌主動收縮運動

腳踝痛的相關肌肉及反射痛區域
（外側區域）

▶ 腓腸肌

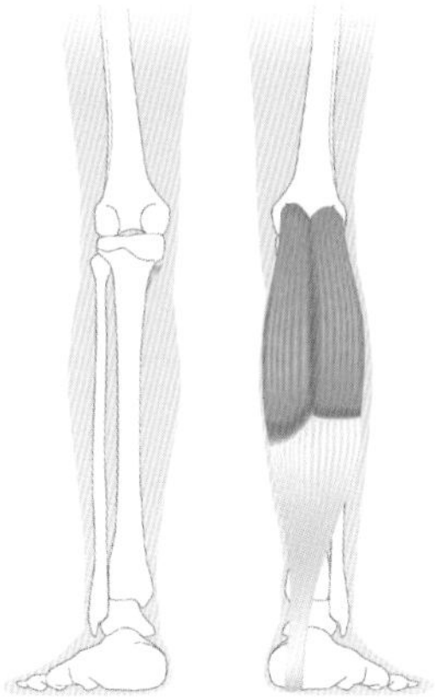

▶ 腓腸肌反射痛區域

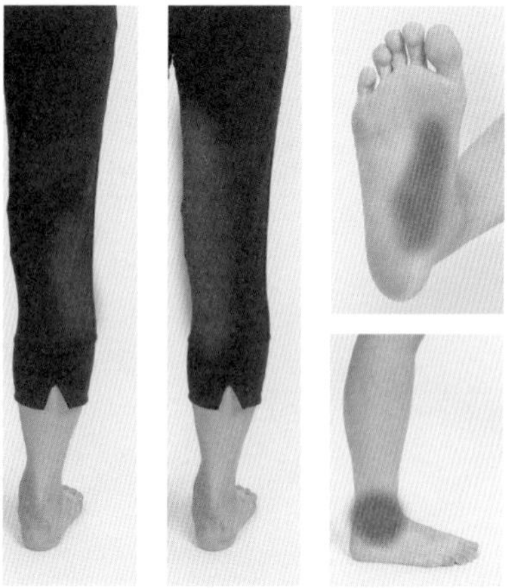

▶ 腓骨長肌

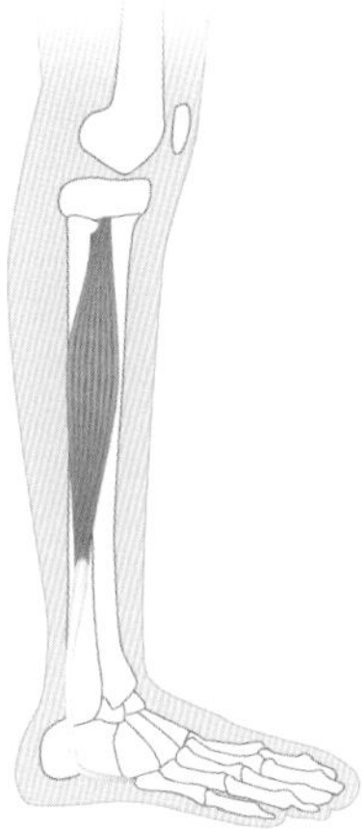

▶ 腓骨長肌反射痛區域

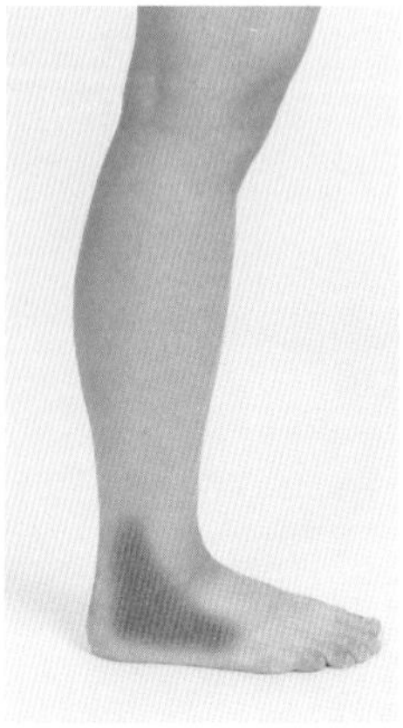

腳踝痛的相關肌肉及反射痛區域
（內側區域）

▶ 腓腸肌

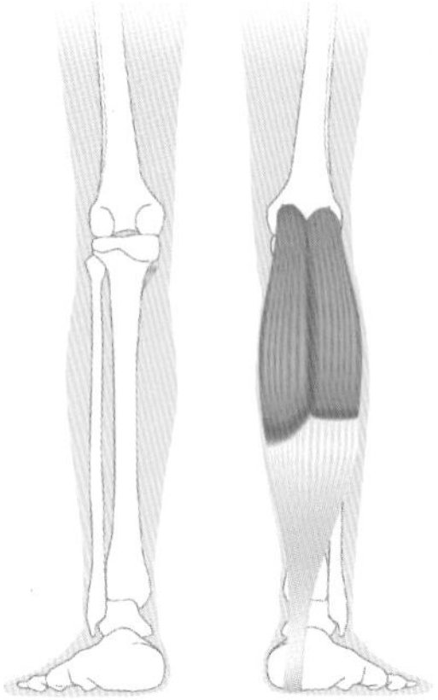

▶ 腓腸肌反射痛區域

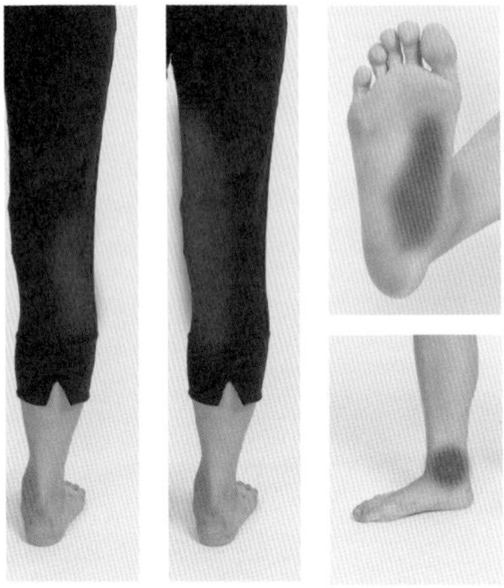

▶ 脛前肌

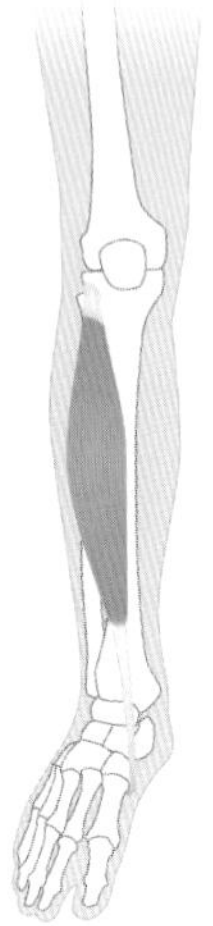

▶ 脛前肌反射痛區域

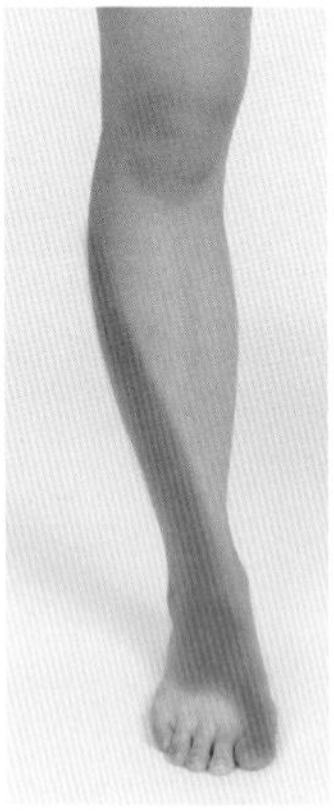

腳踝痛的相關肌肉及反射痛區域
（內側區域）

▶ 屈趾長肌

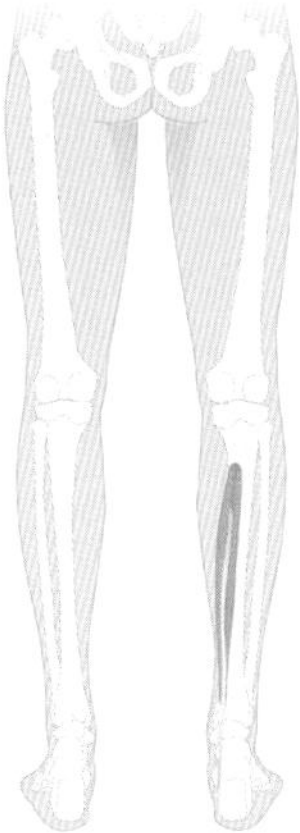

▶ 屈趾長肌反射痛區域

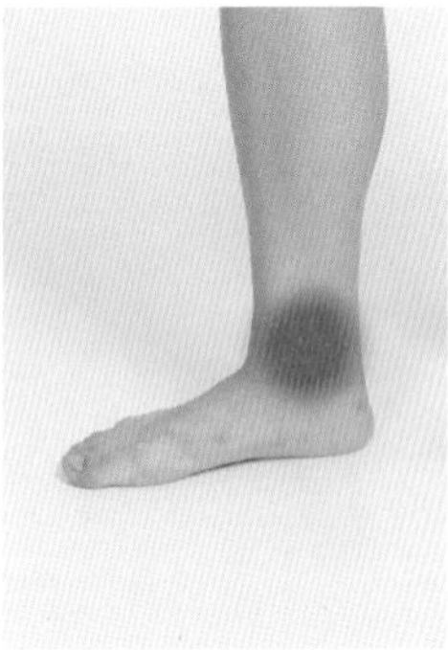

腓腸肌伸展運動

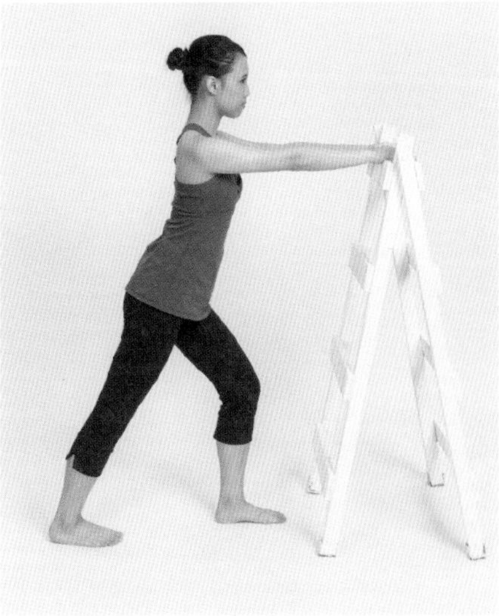

腓腸肌伸展運動

1. 如圖所示，採弓箭步，伸展後腳之小腿。
2. 確定後腳的動作，再將身體重心往前移，後腳的小腿有緊繃感，即達到伸展的效果。
3. 持續15秒，再換另一邊，反覆各做10次。

＊重點提醒：後腳跟必須緊貼地面，同時保持稍微內八字的姿勢。（腳尖朝內）

腓腸肌主動收縮運動

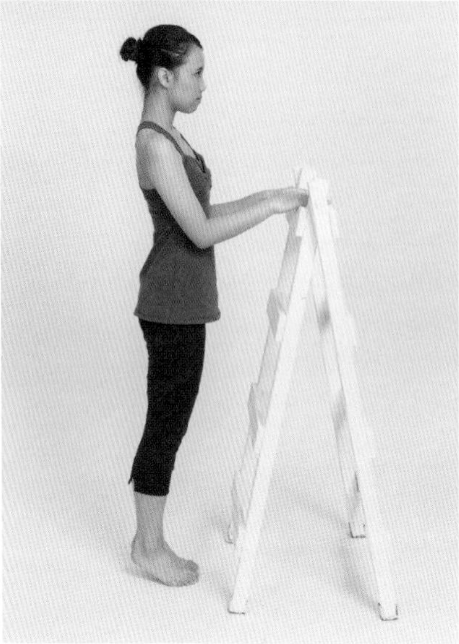

腓腸肌主動收縮運動

就是踮腳尖的動作，到達最點後維持2秒，然後放下，重複10次。

造成足底筋膜炎的關鍵肌肉是腓腸肌，所以要擺最後按摩。如果是腳跟痛，屬於足底筋膜比較緊，關鍵部位都鬆開後，可用高爾夫球按摩足弓，千萬不要去按會痛的腳跟，因為有可能讓發炎的程度更嚴重。按摩方式要慢慢地，有壓迫的感覺直接按足弓筋膜。但如果是足弓本身疼痛，就不能用高爾夫球按摩的舒緩方式，只能做伸展運動。

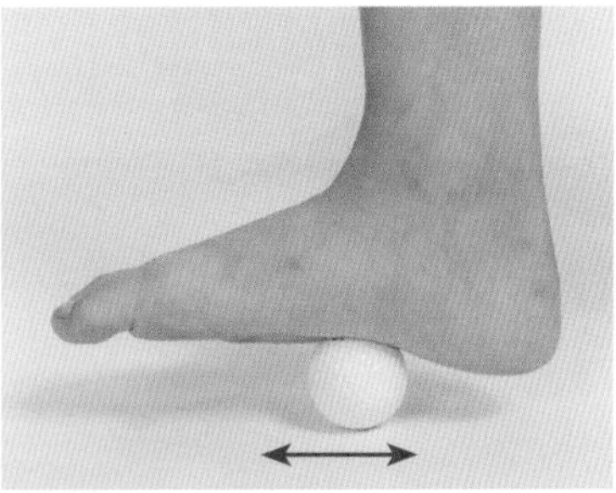

少數人腳指頭根部會痛，那是因為足部屈趾肌出了問題，可以將下肢其他關鍵部位都按鬆後再按屈趾肌，其位置在足弓上方；還有更少數人跟趾間肌（蚓突肌）有關，做法一樣是將下肢其他關鍵部位都按鬆後再按趾間肌，效果會很好。

緩解步驟：

1. 為確認脊椎正常，臀大肌、膕膀肌與股四頭肌各按摩 20~30 下，或是 0.5~1 分鐘
2. 髂腰肌、脛前肌各按摩 20~30 下，或是 0.5~1 分鐘
3. 按摩腓腸肌 5~10 分鐘
4. 腓腸肌伸展運動
5. 腓腸肌主動收縮運動

腳跟痛與足底筋膜炎的相關肌肉及反射痛區域

腓腸肌

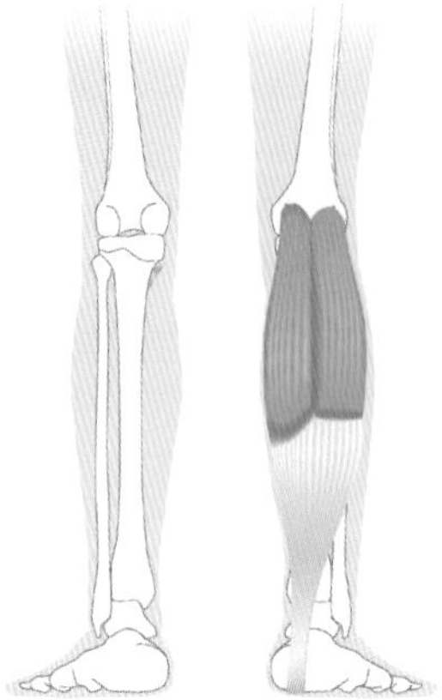

腓腸肌反射痛區域

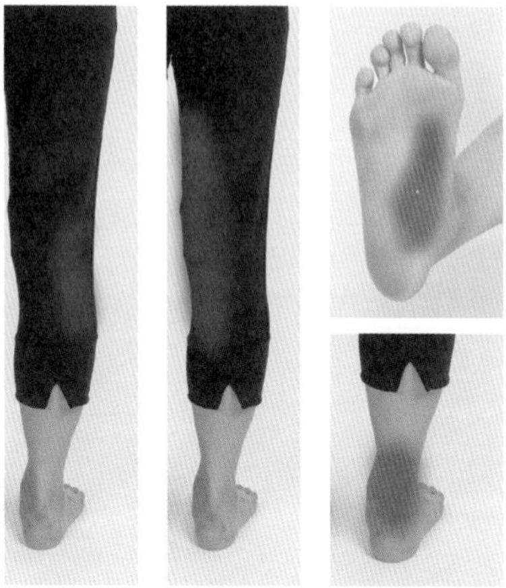

比目魚肌

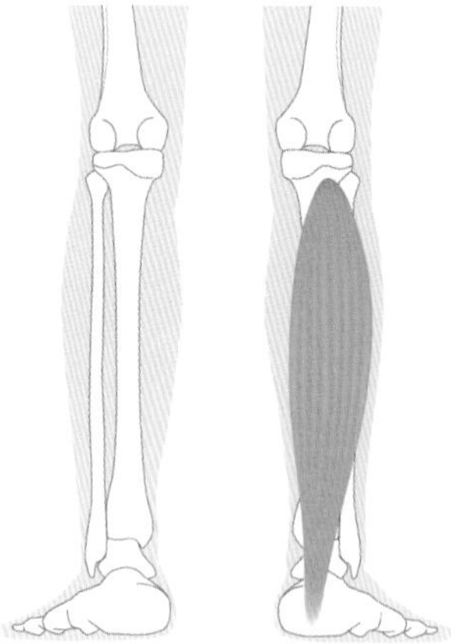

比目魚肌反射痛區域

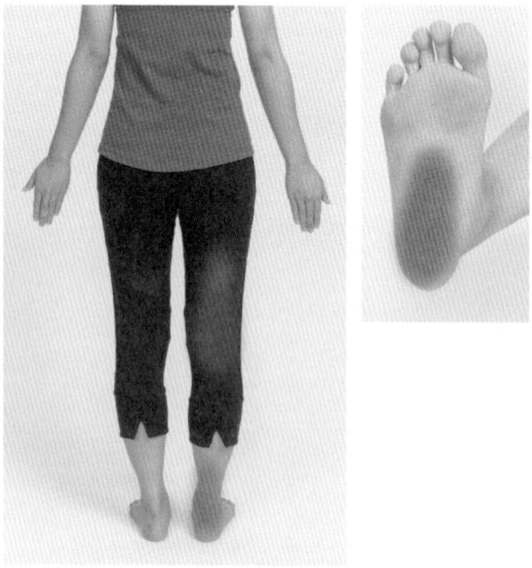

腳跟痛與足底筋膜炎的相關肌肉及反射痛區域

▶ 內收拇肌

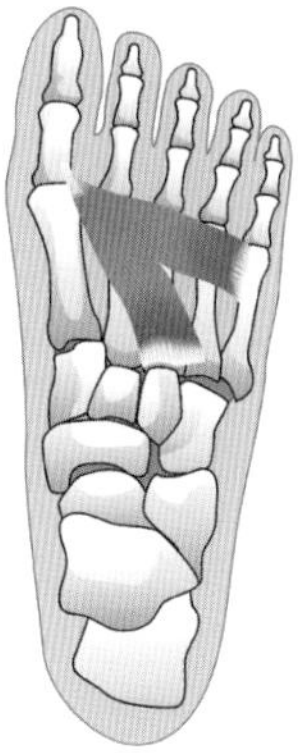

▶ 內收拇肌反射痛區域

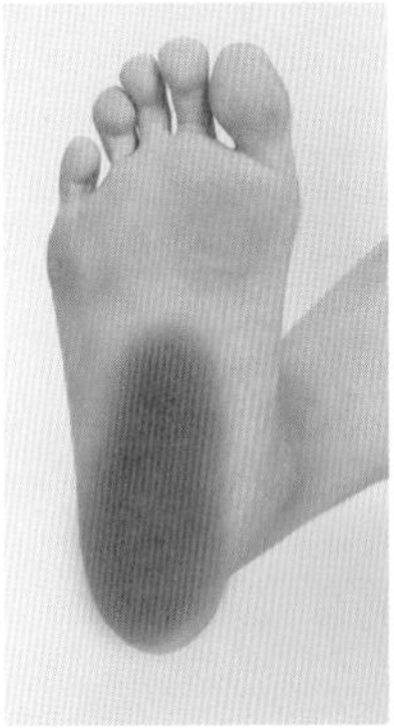

腓腸肌伸展運動

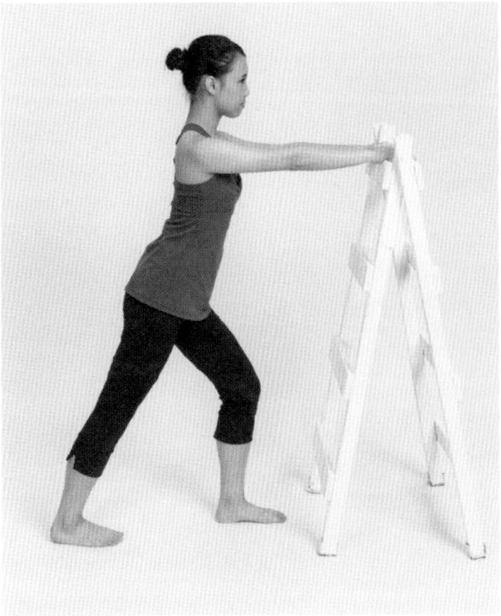

腓腸肌伸展運動

1. 如圖所示，採弓箭步，伸展後腳之小腿。
2. 確定後腳的動作，再將身體重心往前移，後腳的小腿有緊繃感，即達到伸展的效果。
3. 持續15秒，再換另一邊，反覆各做10次。

* 重點提醒：後腳跟必須緊貼地面，同時保持稍微內八字的姿勢。（腳尖朝內）

腓腸肌主動收縮運動

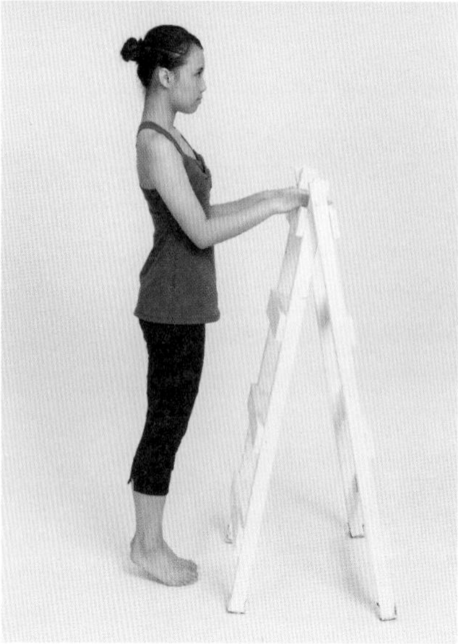

腓腸肌主動收縮運動

就是踮腳尖的動作，到達最點後維持2秒，然後放下，重複10次。

Part 7

日常飲食與保健

對筋骨有益的飲食之道

台灣的飲食健康觀念多仿效西方，但是卻沒有考慮到西方人的飲食內容跟我們不太一樣。大家都知道西餐的飲食內容以澱粉及肉類為主，對蔬菜類的攝取，主要只倚賴生菜沙拉的部分。所以西方社會因為人們獨特飲食習慣的關係，需要強調多吃蔬菜、水果。台灣因為多引進西方醫學觀念，所以也鼓勵蔬菜水果的大量攝取，以平衡過多澱粉與肉類的攝取。

但其實台灣本土的飲食內容，蔬菜本來就占有蠻高的比例，在西方飲食健康觀念的影響下，政府機關、媒體報導不斷鼓勵大家多攝取蔬菜水果，在這種情況下，現代飲食讓大部人的體質都是偏寒性的，身體在偏寒性狀態下，筋骨比較容易受到傷害。

所以，日常飲食要強調的是，不要讓腸胃受寒，要讓腸胃比較容易吸收營養，然後身體就有足夠的肝醣可以讓肌肉運用。

如何讓避免身體受寒，可依照以下的飲食原則：

1. 攝取足夠醣類

很多人怕體重增加，故醣類總是攝取得少，這會造成很多問題。當肌肉發生功能障礙時，有時只

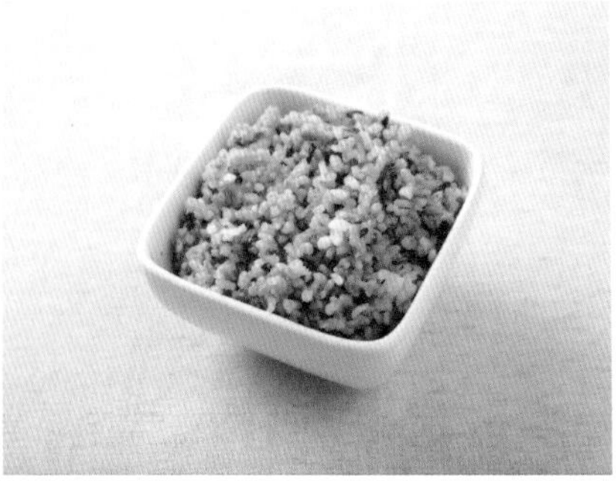

▲ 肌肉需要肝醣來供應能量，故每天要吃足量的澱粉類食物，例如五穀飯。

要補充肌肉肝醣就好了。肝醣來自五穀類食物，如米飯、麵食等，但現代人怕胖不敢吃，讓肌肉無法獲得夠用的肝醣，導致沒有能量，長期處在不良狀態下，就如同汽車沒有汽油，無法正常運作。

正常來說，一碗飯有 280 卡，一天不應該少於半碗飯，也就是說澱粉類一天至少要攝取 140 卡，不然肌肉沒有足夠能量。要達到這個數字一點都不難，也不會讓人發胖。

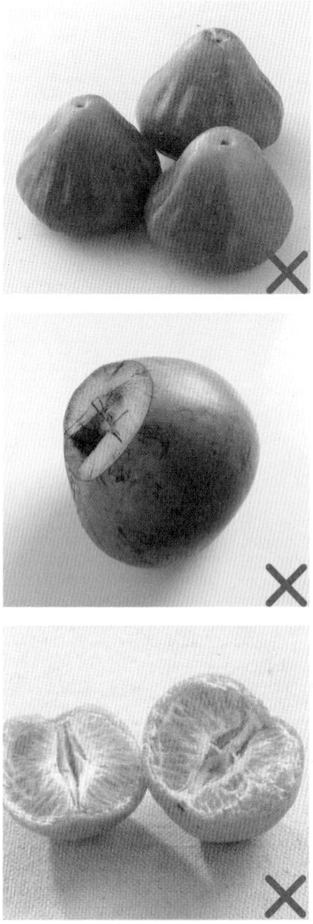

▲ 筋骨不好者，建議避開蓮霧、椰子、橘子這三種寒性水果。

2. 避免寒性食物

基本上，筋骨比較忌諱的食物只有三大寒性水果——蓮霧、椰子、橘子，落枕時尤其不建議吃橘子，其他食物皆可正常攝取。坊間認為香蕉對骨骼不好，這是錯誤的迷思。事實上除了骨折時不適合吃香蕉之外，香蕉對筋骨是有益的，因為香蕉富含多種電解質，又能提供足夠熱量，所以不要再誤會香蕉了。

蔬菜類中，筍子是較寒的，也不宜攝取太多，尤其是筍乾。基本上三大寒性水果以及筍子，只要不要吃太都多無妨，如果對它們有偏愛，攝取時要提醒自己多加克制。份量方面，一天一個蓮霧、半個橘子都是可以接受的範圍。

很多人骨頭受傷或腰酸背痛，會特定去吃某些食補或熱補，基本上我不太建議採取這種作法。要讓肌肉的循環變好，做適當的伸展運動，絕對比食物攝取的效果好很多。

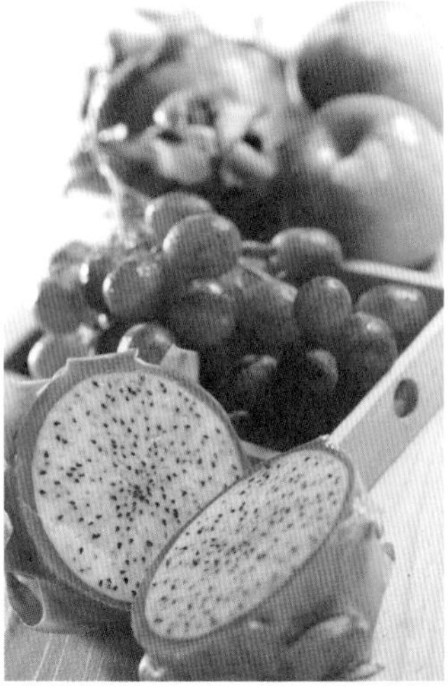

▲ 水果最好在下午四點前食用完畢，避免讓身體過寒。

3. 水果在下午四點之前吃完

如果每天都要攝取水果，那麼最好下午三、四點以後就不要吃，盡量在這個時間點之前把水果吃完。現代人吃完晚餐多半已經八、九點，然後十點才吃水果，長期下來對身體不太好，因為就中醫的觀點而言，晚上屬於「陰盛陽衰」，若是再多吃水果，則會寒上加寒，不利於養生。

為了減肥，晚上只吃水果，身體會更寒。如果對熱量攝取非常講究，在總攝取量相同下，可以把吃進食物的順序對調，因為水果在中午吃與晚上吃，對筋骨的影響差別很大。所以減肥時，飲食內容的運作時間可以調整，讓身體更健康。

4. 飲酒應少量，未發酵的種類較佳

對肌肉來說，沒發酵過的酒比發酵過的好，也就是說，蒸餾的酒比釀造的酒好，舉例來說，高粱比威士忌好，而啤酒、紅酒等發酵酒對筋骨的影響比較大。

不過，只要飲酒量少都不會造成大問題（建議紅酒少於 150 c.c.），但如果飲酒過量，發酵的酒在筋骨運用上是吃虧的。所以在應酬場合上，若本身已有腰痛或肩膀酸痛的問題，又必須喝酒時，建議盡量選白色透明的酒類，但這類酒通常濃度較高，所以自己要斟酌狀況。相對來說，香檳、清酒是對骨骼較好、而且濃度又不會過高的酒類。

5. 汗水宜隨時擦乾

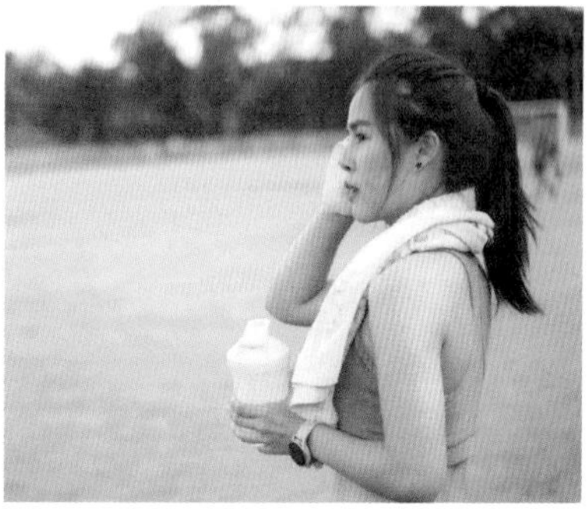

老人家常說，流汗一定要隨時擦乾，這是有道理的。身體在汗水狀態下，肌肉容易失溫，比較容易產生攣縮現象，此時如果忽然用力，可能無法到達正常水準狀態，拉傷就產生了。

6. 睡覺時注意保暖

睡著時身體曝露在低溫狀態下，肌肉容易攣縮，所以建議睡覺時要「穿多蓋少」，與其穿短袖蓋厚被子，不如穿長袖蓋薄一點的毯子，因為相對來講，不管身體有無蓋到棉被，都會降低失溫狀態發生的機會。

正確的站姿與坐姿

日常生活當中，正確的站姿與坐姿非常重要。因為正確的姿勢，可以讓肌肉的運作最有效率，不容易疲勞，最關鍵在於頭部的位置與骨盆前後傾斜的角度。一般人最常犯的錯誤是：下巴愈來愈往前跑（樣子像「烏龜頭」），如此一來，頭部後側的肌肉就必須更費力去拉住與支撐頭部的重量，於是很快造成肩頸酸痛等症狀。

正確的姿勢從側面看的話，是耳道在肩膀的正上方。解決的方式是練習縮下巴的動作，要特別注意的是，練習縮下巴的同時，眼睛必須注視正前方，才不會變成低頭的動作。我們所希望的動作是整個頭部向後退，而不是低頭。

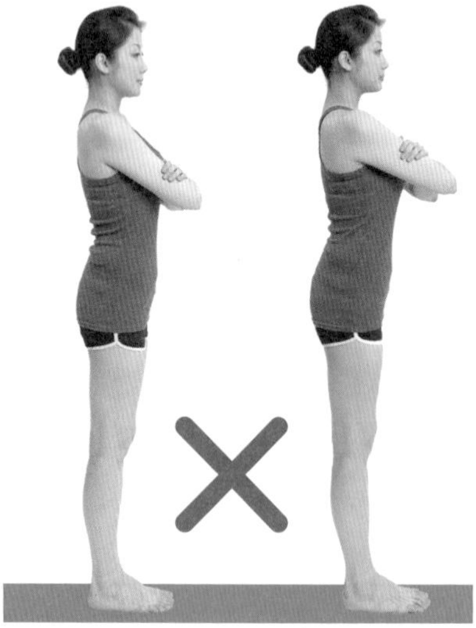

骨盆前傾

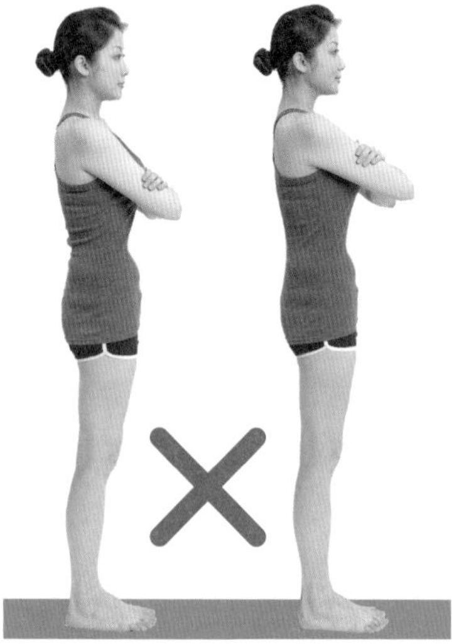

骨盆後傾

另一個姿勢上的重點是骨盆的前後傾斜角度。一般人都誤解了抬頭挺胸的意思，於是乎拼命挺直腰桿，長時間下來，反而容易肌肉疲勞，引起腰酸背痛。

如何體會與練習正確的姿勢呢？一般的坐姿下，臀部接觸座椅的骨頭稱之為坐骨，將一手放在坐骨與椅墊中間，另一手放在腰桿凹陷的部位，當我們滾動坐骨的同時（想像以屁股前後揉湯圓），腰部凹陷的程度會跟著改變，必須保持腰桿稍直一點的角度（當然還有一點內凹），才是最有效率的姿勢。站立的狀態下，則是恥骨稍向上捲曲，練太極拳的人稱之為「落胯」。不論坐姿或站姿，上半身都是保持正直的狀態，只不過腰部的角度必須因人而異，自我調整。

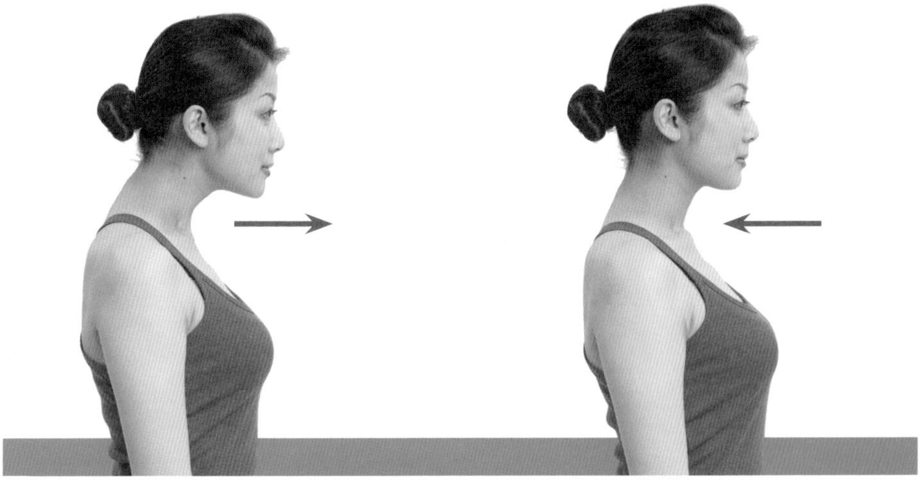

練習縮下巴的動作

所以，如果一個人站立的時候，屁股總是翹得高高的，腰部的肌肉很快就疲乏，腰酸背痛就跟著來了。

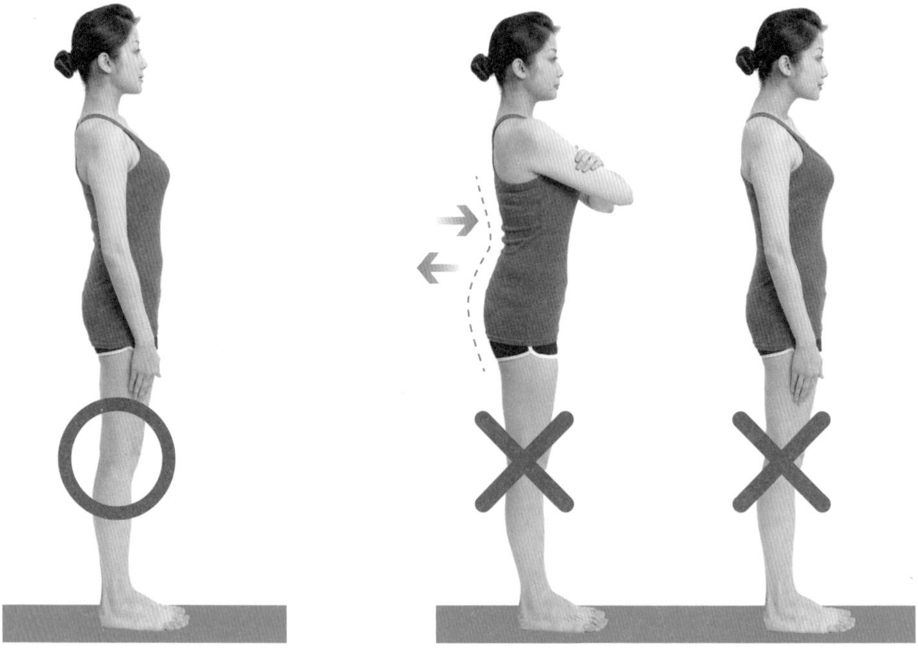

正確站姿　　屁股總是翹得高高的　　錯誤站姿

日常的運動

運動是日常保健的重要方式之一，其中有氧運動是對心肺功能比較有效的方式。為何要特別強調增進心肺功能呢？我們都知道，如果一台車的引擎不好，車子再怎麼漂亮都沒有意義，我們人的引擎就是心與肺，心肺功能是一切的基礎。在此觀念下，這裡所強調的運動，都是對心肺有益的，可分四方面來說明。

1. 選擇必須使用到大肌群的運動

運動的種類要選擇必須使用到大肌群的項目，例如跑步、游泳、腳踏車、滑雪四大運動屬於全身性，是最基本的大肌群運動。由於怕枯燥無聊，現代專家還設計了拳擊有氧、有氧舞蹈、階梯有氧等類型，基本上也是創造一個全身大肌群運動的機會，這些都是很好的運動，建議可以找一個不排斥的運動，持之以恆。

如果某個肌肉會痛，可不可做運動呢？答案是「可以的」，只要運動進行中，不會加劇疼痛都可以。

2. 每次至少真正運動 15~30 分鐘

每次至少 15 分鐘，這 15 分鐘是指真正運動時間，不包括暖身跟運動後的緩和時間，一般訓練都會在 30 分鐘左右，但如果時間不夠，有達到 15 分鐘即可。

3. 運動應達一定強度

運動的強度要用一分鐘的心跳數來計算，心跳數公式是：（220-年齡）x 65%。例如一個 40 歲的男性，身高 180 公分，那麼運動強度要達到心跳 117 下才夠，也就是 15 分鐘的運動期間，都要在 117 次 / 分以上，心肺功能才有增進的效果。所以散步是不是運動？當然不算，除非是快走達到一定的心跳數。騎腳踏車也是，如果騎得很慢，沒有達到心跳數，也不算運動。因此若要分辨是真的在運動還是活動，必須以有無達到上述公式的心跳數為依據。當然，下定決心要養成規律運動習慣的初期，可能還無法完成上述的運動強度與持續時間，只要循序漸進，相信很快就可以辦到。

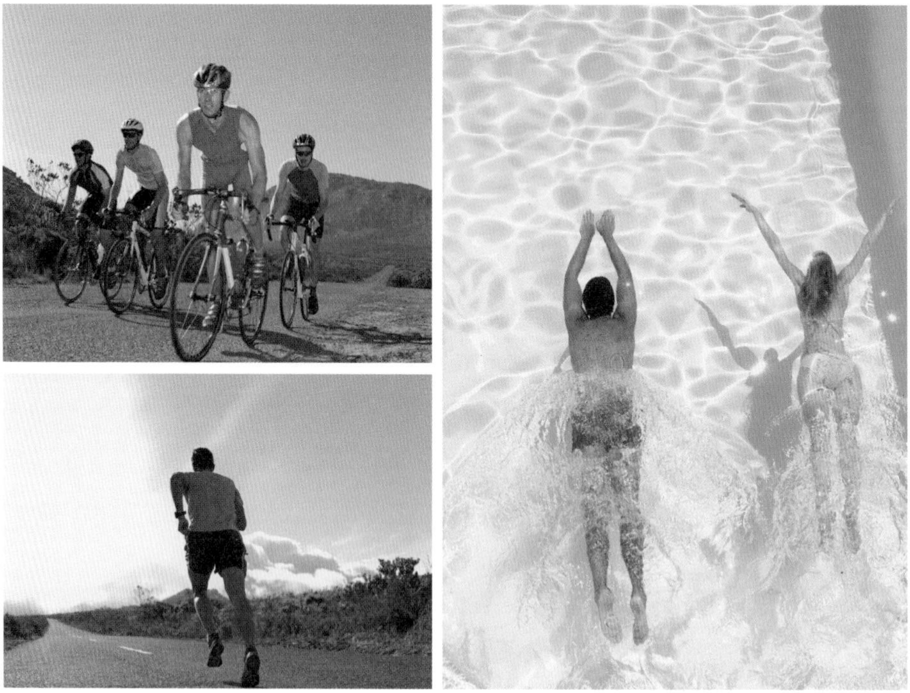

▲ 若欲提升心肺功能，須選擇會使用到大肌群的項目，例如：跑步、游泳、腳踏車等。

近年來，瑜伽運動甚為風行，瑜伽對於心肺機能幫助不大，但是對肌肉骨骼系統很有幫助。有一個要強調的觀念是，讓肌肉恢復正常的方式很多，其中包括伸展，但不是只需要伸展就可以讓肌肉恢復正常。就像橡皮筋打了一個結後，拉長它並不會讓結打開，還是要用其他方式去解決。所以有肌肉問題的人，還是要尋求多種管道，先把肌肉問題解決，再做保健運動。

4. 每週三次運動效果最好

一週至少兩次，最好三次。經過實驗發現，三次跟四次的效果不會差太多，四次跟五次則基本上沒差，但二次跟三次效果差最多。

實驗上，一週只做一次運動，對身體健康沒有明顯的效果，但如果一週兩次，就看得出成效，三次是成效差異最大的。至於超過四次，差異就沒那麼明顯了。因此，可以不必天天運動，一週三次是效益最好的次數，如果沒時間，那麼至少兩次。

悅讀健康 HD3126X

肌筋膜酸痛治療專家傳授：

鬆開 10 個關鍵點，解決難治性疼痛

國家圖書館出版品預行編目（CIP）資料

肌筋膜酸痛治療專家傳授：鬆開 10 個關鍵點，解決難治性疼痛 / 胡世銓著 . -- 修訂一版 . -- 臺北市：原水文化出版：英屬蓋曼群島商家庭傳媒股份有限公司城邦分公司發行，2024.12
面；　公分 . --（悅讀健康；HD3126X）

ISBN 978-626-7521-18-2(平裝)

1.CST: 骨骼肌肉系統疾病 2.CST: 疼痛醫學 3.CST: 按摩

415.148　　113015887

作　　者／　胡世銓
採訪整理／　黃鈺雲
選書．主編／　潘玉女

行銷經理／　王維君
業務經理／　羅越華
總 編 輯／　林小鈴
發 行 人／　何飛鵬
出　　版／　原水文化
台北市南港區昆陽街 16 號 4 樓
電話：（02）2500-7008　傳真：（02）2500-7579
E-mail：H2O@cite.com.tw　FB：原水健康相談室
發　　行／　英屬蓋曼群島商家庭傳媒股份有限公司城邦分公司
台北市南港區昆陽街 16 號 8 樓
書虫客服服務專線：02-25007718；25007719
24 小時傳真專線：02-25001990；25001991
服務時間：週一至週五上午 09:30 ～ 12:00；下午 13:30 ～ 17:00
讀者服務信箱：service@readingclub.com.tw
劃撥帳號／　19863813；戶名：書虫股份有限公司
香港發行／　城邦（香港）出版集團有限公司
香港九龍土瓜灣土瓜灣道 86 號順聯工業大廈 6 樓 A 室
電話：(852)2508-6231　傳真：(852)2578-9337
電郵：hkcite@biznetvigator.com
馬新發行／　城邦（馬新）出版集團
41, Jalan Radin Anum, Bandar Baru Sri Petaling,
57000 Kuala Lumpur, Malaysia.
電話：(603) 90563833　傳真：(603) 90576622
電郵：services@cite.my

攝　　影／　水草攝影工作室
內頁繪圖／　黃建中
美術設計／　許瑞玲．劉麗雪
製版印刷／　卡樂彩色製版印刷有限公司
修訂一版／　2024 年 12 月 3 日
定　　價／　450 元

城邦讀書花園 www.cite.com.tw

ISBN: 978-626-7521-18-2

|原水文化|

您的健康，原水把關

|原水文化|

您的健康，原水把關

| 原水文化 |

您的健康，原水把關

|原水文化|

您的健康，原水把關